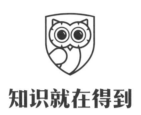

知识就在得到

U0353538

我能
做医生吗

顾长晋　马生　张方凯　何方　胡大一

口述

廖偌熙——编著

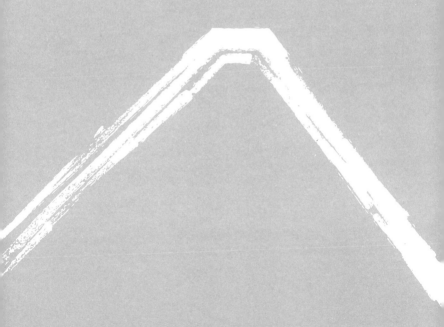

新 星 出 版 社　NEW STAR PRESS

总序

怎样选择一个适合自己的职业？这个问题困扰着一代又一代中国人——一个成长在今天的年轻人，站在职业选择的关口，他内心的迷茫并不比二十年前的年轻人少。

虽然各类信息垂手可得，但绝大部分人所能获取的靠谱参考，所能求助的有效人脉，所能想象的未来图景……都不足以支撑他们做出一个高质量的职业决策。很多人稀里糊涂选择了未来要从事大半辈子的职业，即使后来发现"不匹配""不来电"，也浑浑噩噩许多年，蹉跎了大好年华。

我们策划这套"前途丛书"，就是希望能为解决这一问题做出一点努力，为当代年轻人的职业选择、职业规划提供一些指引。

如果你是一名大学生，一名职场新人，一名初、高中生家长，或者是想换条赛道的职场人，那么这套书就是专门为你而写的。

在策划这套书时，我们心中想的，是你正在面临的各种挑战，比如：

你是一名大学生：

· 你花了十几年甚至更久的时间成为一名好学生，毕业的前一年突然被告知：去找你的第一份工作吧——可怕的是，这件事从来没人教过你。你孤身一人站在有无数分岔路的路口，不知所措……

· 你询问身边人的建议，他们说，事业单位最稳定，没编制的工作别考虑；他们说，计算机行业最火热，赚钱多；他们说，当老师好，工作体面、有寒暑假；他们说，我们也不懂，你自己看着办……

· 你有一个感兴趣的职业，但对它的想象全部来自看过的影视剧，以及别人的只言片语。你看过这个职业的高光时刻，但你不确定，在层层滤镜之下，这个职业的真实面貌是什么，高光背后的代价又有哪些……

你是一名职场新人：

· 你选了一个自己喜欢的职业，但父母不理解，甚至不同意你的选择，你没把握说服他们……

· 入职第一天，你眼前的一切都是新的，陌生的公司、陌生的同事、陌生的工位，你既兴奋又紧张，一边想赶紧上手做点什么，一边又生怕自己出错。你有一肚子的问题，不知道问谁……

你是一名学生家长：

·你只关注孩子的学业成绩，仿佛上个好大学就是终身归宿，但是关乎他终身成就的职业，你却很少考虑……

·孩子突然对你说，"我将来想当一名心理咨询师"，你一时慌了神，此前对这个职业毫无了解，不知道该怎么办……

·你深知职业选择是孩子一辈子的大事，很想帮帮他，但无奈自己视野有限、能力有限，不知从何处入手……

你是一名想换赛道的职场人：

·你对现在的职业不太满意，可不知道该换到哪条赛道，也不清楚哪些职业有更多机会……

·你年岁渐长，眼看着奔三奔四，身边的同学、朋友一个个事业有成，你担心如果现在换赛道，是不是一切要从头再来……

·你下定决心要转行，但不确定自己究竟适不适合那个职业，现有的能力、资源、人脉能不能顺利迁移，每天都焦灼不已……

我们知道，你所有关于职业问题的焦虑，其实都来自一件事：**不知道做出选择以后，会发生什么。**

为了解决这个问题，"前途丛书"想到了一套具体而系统的解决方案：一本书聚焦一个职业，邀请这个职业的顶尖高手，从入门到进阶，从新手到高手，手把手带你把主要的职业逐个预演一遍。

通过这种"预演"，你会看到各个职业的高光时刻以及真实面貌，判断自己对哪个职业真正感兴趣、有热情；你会看到各个职业不为人知的辛苦，先评估自己的"承受指数"，再确定要不要选；你会了解哪些职业更容易被 AI 替代，哪些职业则几乎不存在这样的可能；你会掌握来自一线的专业信息，方便拿一本书说服自己的父母，或者劝自己的孩子好好考虑；你会收到来自高手的真诚建议，有他们指路，你就知道该朝哪些方向努力。

总之，读完这套"前途丛书"，你对职业选择、职业规划的不安全感、不确定感会大大降低。

"前途丛书"的书名，《我能做律师吗》《我能做心理咨询师吗》……其实是你心里的一个个疑问。等你读完这套书，我们希望你能找到自己的答案。

除了有职业选择、职业规划需求的人，如果你对各个职业充满好奇，这套书也非常适合你。

通过这套书，你可以更了解身边的人，如果你的客户来自各行各业，这套书可以帮助你快速进入他们的话语体系，让客户觉得你既懂行又用心。如果你想寻求更多创新、跨界的机会，这套书也将为你提供参考。比如你专注于人工智能领域，了解了医生这个职业，就更有可能在医学人工智能领域做出成绩。

你可能会问：把各个职业预演一遍，需不需要花很长时间？

答案是：不需要。

就像到北京旅游，你可以花几周时间游玩，也可以只花一天时间，走遍所有核心景点——只要你找到一条又快又好的精品路线即可。

"前途丛书"为你提供的，就是类似这样的精品路线——**只需三小时，预演一个职业。**

对每个职业的介绍，我们基本都分成了六章。

第一章：行业地图。带你俯瞰这个职业有什么特点，从业人员有什么特质，薪酬待遇怎么样，潜在风险有哪些，职业前景如何，等等。

第二至四章：新手上路、进阶通道、高手修养。带你预演完整的职业进阶之路。在一个职业里，每往上走一段，你的境界会不同，遇到的挑战也不同。

第五章：行业大神。带你领略行业顶端的风景，看看这个职业干得最好的那些人是什么样的。

第六章：行业清单。带你了解这个职业的前世今生、圈内术语和黑话、头部机构，以及推荐资料。

这条精品路线有什么特色呢？

首先，高手坐镇。这套书的内容来自各行各业的高手。他们不仅是过来人，而且是过来人里的顶尖选手。通常来说，我们要在自己身边找齐这样的人是很难的。得到图书依托得到 App 平台和背后几千万的用户，发挥善于连接的优势，找到了他们，让他们直接来带你预演。我们预想的效果是，走完这条路线，你就能获得向这个行业的顶尖高手请教一个下午可能达成的认知水平。

其次，一线智慧。在编辑方式上，我们不是找行业高手约稿，然后等上几年再来出书，而是编辑部约采访，行业高手提供认知，由我们的同事自己来写作。原因很简单：过去，写一个行业的书，它的水平是被这个行业里愿意写书的人的水平约束着的。你懂的，真正的行业高手，未必有时间、有能力、有意愿写作。既然如此，我们把写作的活儿包下来，而行业高手只需要负责坦诚交流就可以了。我们运用得到公司这些年形成的知识萃取手艺，通过采访，把各位高手摸爬滚打多年积累的一线经验、智慧、心法都挖掘出来，原原本本写进了这套书里。

最后，导游相伴。在预演路上，除了行业高手引领外，我们还派了一名导游来陪伴你。在书中，你会看到很多篇短小精悍的文章，文章之间穿插着的彩色字，是编著者，也就是你的导游，专门加入的文字——在你觉得疑惑的地方为你指路，在你略感疲惫的地方提醒你休息，在你可能错失重点的地方提示你注意……总之，我们会和行业高手一起陪着你，完成这一场场职业预演。

我们常常说，选择比努力还要重要。尤其在择业这件事情上，一个选择，将直接影响你或你的孩子成年后 20% ～ 60% 时间里的生命质量。

这样的关键决策，是不是值得你更认真地对待、更审慎地评估？如果你的答案是肯定的，那就来读这套"前途丛书"吧。

丛书总策划　白丽丽
2023 年 2 月 10 日于北京

00
序　言

01
行业地图

02
新手上路

入行准备

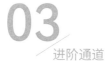

03
进阶通道

04
高手修养

05

行业大神

06

行业清单

序言

当医生是一种什么样的体验？你可能会觉得，就是每天出门诊，在手术室和病房之间穿梭，工作稳定又体面，家里人或亲戚朋友提起来，似乎都感到脸上有光。

其实，这样的认识还比较片面。医生是一个极其复杂的职业，光分类就有口腔医师、民族医、中医、中西医、临床医师等多种。而在这些分类下，又有着诸多细分科室。

拿在医生群体里执业人数最多，每年诊疗的患者人数最多，也是我们这本书介绍的主要对象临床医师来讲，就分为外科、内科、妇产科、儿科等四大科室。

看到这么多科室名称，你是不是感觉像来到了综合医院的一楼大厅，都有点晕了？更让人摸不着头脑的是，每个科室的要求、挑战、发展都不一样。面对这个像大树根系一样错综复杂的职业，想从事这一行的你，要如何了解它？又要如何判断自己是否适合它呢？为了解决这些问题，我们特意为你准备了这本书。

只取精髓

我们为你解决的第一个难题是：医生这个职业那么复杂，哪些信息是对从业影响最大的，是必须了解的？

针对这一问题，我们将这本书的内容分为两个维度：

一、行业地图。通过这个维度，你可以了解医生这一职业的独特优势，从业过程中需要规避的风险，不同级别的收入情况，以及未来的发展趋势等。这些信息，将会让你对自己是否适合当医生、是否值得投入这个职业做出具体的判断。

二、职业发展。医生这一职业社会需求量非常大，几乎没有失业这一说，基本上能活到老干到老。除此之外，这个职业的天花板非常高。成为医生，就意味着你能对一个人、一群人的生命健康、生活方式产生极大影响，你甚至有机会参与国家卫生健康政策的制定，影响整个社会。但是，入门容易，成为高手很难。普通医生和高手医生的能力、社会影响力，以及获得的社会资源，差异都非常大。那么，决定二者差距的是什么？这正是你通过本书可以了解的。

我们为你解决的第二个难题是：如何让不同背景、不同

起点、不同科室的人，都能有收获？

这对我们的考验非常大，因为无论哪个科室医生的工作内容，都包括临床、科研、指导与带教，想通过一本小书面面俱到地呈现，不仅难以深入，也会增加读者的负担。

所以，经过调研后，我们最终决定，本书的内容将围绕医生所有工作中占比最大，也是行业与患者判断一个人是否为好医生的核心标准——临床工作展开。我们提炼出了新手医生在成长为高手医生路上会遇到的共性问题，以及影响医生成长的关键因素作为本书的主体，带你沿着清晰的脉络进行一场职业预演，让你通过短短两三个小时的阅读，把医生职业的精髓尽收囊中。

高手引路

路线规划好了，谁适合为你引路？

我们为你请到了胡大一医生、何方方医生、张凯医生、马长生医生和顾晋医生。这五位医生不仅是北京各大三甲医院里的佼佼者，也是行业里的顶尖人物。他们诊治过大量的疑难杂症，指导过大量医生的进修、学习，还做过很多技术推广的工作。相比普通医生，他们不仅在各自的领域有着更高的专业性，而且对医生职业道路有着更为全面的认识，更加难得的是，他们具备非常好的总结输出能力。

胡大一医生是我国著名心血管疾病专家、国家和北京市突出贡献专家、北京大学医学部心内科学系主任。早在 20 世纪 90 年代，他就率先在我国成功开展了经皮导管射频消融[1]根治快速心律失常，并在全国一百五十多家医院进行技术推广和普及。同时，他还创办了亚洲规模最大、多学科医生参与的综合性学术会议——长城国际心脏病学学术大会（简称"长城会"），可以说是行业内公认的元老。

他强调医生的基本功、价值判断与高度视野。在医药企业以利益为导向，推荐远超患者需要，甚至会给患者身体带来不良影响的药物剂量时，他以一己之力，用七八年的时间步步紧逼对方，迫使药企放弃推荐，保障了数以万计患者的经济利益和生命健康。从他身上，你可以看到一位影响行业发展、得到患者广泛认可的医生的从业信念，以及他达成今日高度成就的心法。

何方方医生从医学院毕业后，便进入被行业称为金字塔尖的北京协和医院的妇产科，跟随当时的科主任，中国妇产科创始人之一林巧稚工作、学习。其后，她在这家高手林立

---

1. 指将一根很细的导管从颈部或大腿根部放入血管内，导管到达心脏位置后，释放射频电流，从而一次性消除病灶的治疗方法。

的医院里一步步成长，最终创建了北京协和医院生殖中心。

在采访中，她最常提及的一句话是"在协和熏过"。她会在本书中为你分享一位在中国顶尖医院里历练出来的医生的工作方法和思考。同时，她在面对问题时自我突破和自我革新的精神，相信也会给你带来很多启发。

张凯医生是天坛医院神经外科的主任医师、癫痫外科病区主任，也是我国癫痫年诊治数量最多的神经外科医生之一。作为一名外科医生，他不仅拥有精湛的外科手术技术，而且兼具广泛、深入的内科知识。在采访中，他坦诚地谈论了自己经历过的失败，真实地披露了作为医生所面临的压力与酸楚，并且毫无保留地分享了在如今的医疗环境中，医生如果想走得更远，应该朝什么方向努力。

马长生医生是北京安贞医院的主任医师、国家心血管疾病临床医学研究中心主任。他被称为"中国房颤[1]消融第一人"，系统地建立了我国射频消融手术的标准。他所带领的手术团队，也是业内顶级的金牌团队。现今的心内科专业介入治疗领域，无论如何都绕不开马医生。我们一度认为会从他脸上看到医生惯常的沉重，但令人意外的是，在安贞医院地

---

1. 心房颤动，是指心脏的两个上腔（心房）跳动混乱且不规则，与两个下腔（心室）失去协调。心房颤动的症状通常包括心悸、气短或虚弱，发作时有可能持续存在，也有可能时有时无。

下二层的办公室见到他时，他十分亲切，并且对医生职业表达了一种坚定的乐观。他直面自己曾经默默无闻的岁月，并坦诚地分享了手术台上的教训。从他身上，你可以看到成为一名优秀医生的底层逻辑。

顾晋医生身兼主任医师和院长二职，十分忙碌，对他的采访在书中所占篇幅有限。但作为肿瘤科医生，他诊治过大量癌症晚期患者，与死亡打交道的从医生涯，让他对如何尊重患者及如何与患者沟通有着深入的思考，这正是你可以从他身上收获启发的地方。

一本书能够呈现的内容十分有限，但五位老师在临床一线累积多年的珍贵经验，会帮你解开你对医生职业的困惑，让你对什么是医生有新见地、新判断、新认知。欢迎你，进入医生的世界。

廖倩熙

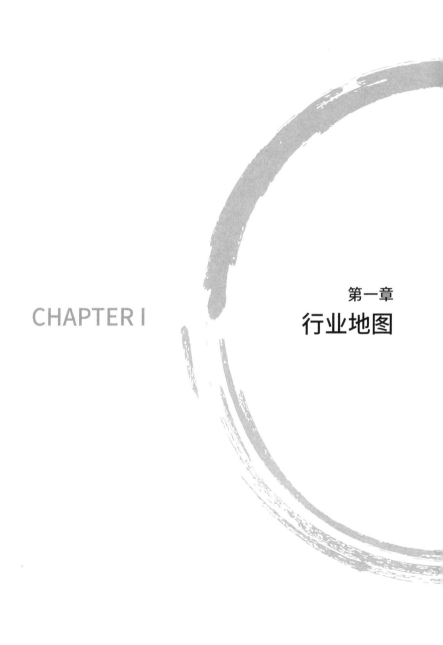

CHAPTER I

第一章
行业地图

你好，在开始这场职业预演之前，让我们先来看看"行业地图"部分。

这个部分的主要任务，是让你在有限的时间里，对医生职业形成清晰、具体的认识。因此，我们特意为你选取了关于医生职业的关键内容，设计了一条包含三个站点的路线。

站点一：带你了解从业几十年的医生对这个职业的评价，以及判断一个人是否能当医生的关键因素；了解医生能够体会到的价值感的上限，以及成为医生必须达到的下限。

站点二：带你了解医生的工作日常、职业风险、收入等情况，看清医生当下的生存处境。

站点三：面向医生职业的未来，带你了解人工智能会给医生群体造成哪些影响，又能带来哪些新的机会；医生里的哪些人最有可能被淘汰；以及如果离开这个职业，医生能去哪里，帮你对医生职业的发展建立起客观的预期。

你准备好了吗？现在，我们出发。

医生这个职业值得从事吗

·何方方

医生这个职业堪称"围城"，"城"外的人觉得医生工作稳定，也很体面，是大部分人的最佳职业选择，但"城"里的人清楚，医生的培养周期长、工作强度大、压力大。所以很多正埋头苦读的医学生，或者已在临床经历过锤炼的医生调侃道："当初满怀学医的理想和热情，是因为还不懂成年人的辛苦。"

既然医生的现实处境如此艰难，为什么还有那么多人能坚持下去，甚至有很多人当了一辈子医生？在我看来，这是因为医生这个职业带给我们的价值和意义，远超它的辛苦。

第一，医生这个职业具有其他职业难以企及的成就感。我刚进协和妇产科工作时，有位产妇突然在夜里出血。产后出血很正常，可她的血却一直止不住，人已经神志不清了。我当即判断她得的是羊水栓塞症。这个病的死亡率极高，且往往是突发性的，一旦发生就非常凶险。

科主任负责总指挥，我带着底下的低年资医生开始给患者清宫、塞纱布、输血。也就一小会儿，患者就输了一万多毫升的血，几乎相当于人体总血量的三倍。血库的人给我打电话："何大夫，人还能救活吗？我们这儿没血了啊。"我冲着电话吼："无论如何都得救，没血了就去血站取。"最后，全院十几个科室的人参与了抢救，忙了将近一个晚上。在我们的努力下，她终于活下来了。

我们治病救人，救的不只是患者一个人，还有她身后的众多家人。如果那天没有把她抢救回来，她的孩子会失去妈妈，丈夫会失去妻子，父母会失去女儿，公婆会失去儿媳，朋友会失去挚友……只有她活下来，每个人寄托在她身上的爱才能延续。

因此我常常感叹，何其有幸，能成为医生，能为患者带去"活下去"的希望，能给众多家庭带去幸福。

如果说每个人的人生都是一场始于生、终于死的旅程，那医生就是全程的守护者。在守护过程中，医生面对最多的是什么呢？是挑战。在战胜一个又一个挑战的过程中，医生能够不断更新自我，持续成长。这也是我想要说的第二点。

我有一位患者，从 37 岁到 40 岁一直在其他生殖中心做试管婴儿，但是都失败了。最后，她找到我这里来。一看她的情况，我备感压力，因为难度太高了。

试管婴儿手术本身就有很大的不确定性，再加上这位患者不仅年龄偏大、卵泡质量不好，子宫内膜情况也不好，可以说是难上加难。

在这位患者的整个治疗过程中，我几乎每天都在思考和分析，到底怎么用药合适，怎么改进合适。第一次给她取卵取了十几个，没有成功；第二次也取了十几个，移了四次胚胎，仍然没有成功；到了第三次，她终于怀上了。为了保证效果，我们一直观察到她怀孕四个月，确保没有任何问题了，才让她从我们这里离开。最后，她顺利生了个女儿。

这样的挑战在医生的工作中很常见。当其他职业可能因为重复性工作而感到疲乏、遭遇瓶颈时，医生却不会有这方面的困扰。

第三，它能满足人内心"被需要"的情感需求。成为医生，就相当于端起了真正的"铁饭碗"。这里的"铁饭碗"指的不是公立医院的编制，而是指医生这份职业本身的特殊性——**只要有人的地方，就需要医生**。

有一次我们医院组织医生出国开学术会议，在飞机上，空姐突然喊："有人晕倒了，有没有医生？"当时我们二十多位医生全站了起来，空姐顿时没那么紧张了。

大家开玩笑说，北京的东单是最安全的地方，因为协和医院就在东单。很多次，有人在那里突发心肌梗死，都被路过的协和医生紧急抢救后送到了医院。

当其他职业的人担心会不会被时代淘汰，会不会离开某个特定的城市就失去价值时，我们医生没有这方面的担心。

我们这一行还不受年龄限制，越老越值钱。可能你会问，医生难道没有黄金年龄吗？过去的确有。比如做手术，对手术医生眼睛的敏锐度和手的稳定度要求非常高，手术医生从业的黄金年龄在 40 到 60 岁。现在，随着科技发展，手术的很多基础工作已经交给机器完成，因此对年龄就基本没什么限制了。

而且，医生即使年龄大了做不了手术，也不意味着就"失业"了，他依然可以为患者看病。并且，年龄大的医生具备远超年轻医生的经验，树立起了良好的业界口碑，这正是大家愿意找老大夫看病的原因。**所以，医生这一行几乎不存在被淘汰的风险。**比如我自己，退休后还照常出诊。

我已经从业四十多年了，很多人问我，明明可以在家陪孙子玩了，为什么还要工作？我的答案是，我仍觉得自己被需要，我仍想在我的有生之年，多帮一个是一个。在我们这个行业里，有太多"一日为医，一生为医"的人，大家都是怀着这样的想法，无畏年龄、无畏时代变化地在工作。

看完何方方医生介绍的医生职业独特的优势后，估计你对医生已经有了更为深入的了解。其实，医生这个职业吸引人的原因还有很多。比如，胡大一医生说，如果你希望成为一个有影响力、对社会有贡献的人，那么医生是最能实现这个理想的职业。

成为医生，意味着你可以通过医疗手段治疗患者的疾病，让患者痛苦而来，愉快而去；成为医生，意味着你可以作为老师指导后辈，并影响他们；成为医生，意味着你可以通过临床实践、社会观察形成自己的医学健康理念，通过健康教育影响公众的生活方式、改善公众的健康状态。你可以亲眼看到自己的努力在一个人、一个群体身上产生影响。

正因如此，很多医生不仅自己一生为医，家族里更是世代为医。比如胡大一医生的母亲胡佩兰也是医生，并且一直为患者看病到98岁；顾晋医生的父亲顾方六是我国著名的泌尿外科专家，母亲施曼珠是我国著名的内分泌专家、北京大学第一内分泌科创始人之一。

读到这里，你是不是有些好奇，这个众多人心中的理想职业，对从业者的核心要求是什么呢？接下来，我们继续深入，去往下一站看看答案。

如何判断自己是否适合当医生

▎职业内核：当好医生，要具备"三心"

· 张凯

每个职业都有底层要求。建筑师需要有品位，具备对空间的感受能力。会计师需要具备对数字的敏感度。作家需要对人、对文字有领悟力。至于医生呢？有人认为需要手很巧，因为得做手术；还有人认为需要身体好，因为经常得值夜班。其实这些看法都比较片面。我觉得，当医生必须具备的，是细心、耐心和信心。这"三心"，无论你在什么级别的医院、什么科室工作，都是不可缺少的。

首先，在临床工作中，一名医生怎么细心都不为过。因为我们面对的是人，一旦出了错就没有回头路可走。

像神经外科做开颅手术，最怕的就是开错侧边，比如应该开左侧大脑，结果开成右侧了。因为人的左右脑是对称的，不像胸腔，心脏在左边，肝脏在右边，非常好区分，一旦医生不细心，有时可能出现把病人拍的片子挂反的情况。要是在手术台上把大脑开错了侧边，可想而知后果有多严重。

所以医院会要求医生严格执行三查七对[1]、病例讨论制度、术前评估制度等，不放过任何一个不符合标准的地方。甚至马上就要手术了，如果发现有不对的地方，也会推迟手术。

我们科室之前有一位患者要做癫痫手术，癫痫的病变原因大多是脑组织发生异常，需要做特殊的三维扫描，扫描出来的神经层厚度大约是一毫米。但这位患者扫描出来的影像很不清楚，这会影响之后的手术判断。为了对患者负责，我们当时就要求手术推后，重新进行影像扫描，必须把这一毫米厚的神经层看清楚。

其次，可以说在医疗工作的方方面面，医生都需要耐心。一方面是对人的耐心。原因很简单，医生和患者之间存在信息不对称的情况——医生掌握更多的专业信息，而患者对疾病的认知很有限，会有恐慌心理——医生必须耐心地向患者解释。

另一方面是对疾病治疗过程有耐心。因为大多数人找医生看病时都有心理期待，觉得自己的病找到医生就能治好。

---

1. 临床和护理上的一个专业术语。三查指的是操作前查、操作中查、操作后查，七对指的是查对床号、查对姓名、查对药名、查对剂量、查对时间、查对浓度、查对用法。

其实药到病除是比较少的情况。很多疑难病症从找到病灶[1]、确定治疗方案，到最后根治的过程非常周折。

我们接诊过一位患有脑畸形合并多小脑症的患者。这种病会影响人的运动功能、语言功能等，非常严重。这位患者的治疗方案，保守的话，可以选择调药，或者做姑息性手术。这两种方式都比较省事，也能在一定程度上缓解患者的症状，但不能彻底根治。不过，我们觉得患者有根治的希望，因此选择了向前一步，做根治性手术——在他的大脑中埋电极。这是非常纠结、非常困难的一步。埋电极的优点是不用开颅、创伤小，可以探测到大脑深部神经的异常信号，并对其进行治疗。但它的价格也特别昂贵，一根就要一万块，如果埋的位置不对，还会出现信号采样偏倚、治疗效果不佳的问题。

为了把电极的位置埋对，在尽量少的电极覆盖的前提下，实现最大的监测效果，我们反反复复开会，做了很多种方案，最后终于讨论出了合适的方案，把电极埋了进去。患者手术前发作很频繁，手术后再也没有发作过了。

所以，医生多一分耐心，患者就多一分获得健康的机会。

最后，因为医生面对的是生命的战场，所以信心是支撑。这就跟好将军是战场上磨炼出来的一样。历史上不乏这样的

---

1. 人体发生病变的部位。

例子：某位将军，本来在战争中落于下风，最后却反败为胜。支撑他坚持到最后的是什么呢？是信心。有句话说得好："战争以一方失去战斗意志为结束。"[1] 在生命的战场上也是如此。

比如神经外科医生动手术有"三怕"：第一个是怕手术术野[2]大出血；第二个是怕做开颅手术时急性脑膨出，也就是把颅骨打开后，大脑组织不受控制地从骨窗[3]往外冒；第三个是怕动手术时突然"迷路"——外科医生在手术前会确定好解剖标志，但等到手术刀切下去时，却突然找不到解剖标志了，这就是迷路了。

这三种怕，大多数外科医生都遇到过。这就跟上了战场，自己原本的战术布局被敌军打乱了一样。如果这时候医生惊慌失措，那病人可就命悬一线了。因此，医生一定要有强大的信心，手不能抖，心不能慌，立刻重新布局，这边安排找到出血点，那边控制血压，力求把病人恢复过来。

在医疗工作中，还有很多情况要求医生必须具备信心。

我的导师王忠诚院士在1956年完成了国内第一台脑血管造影手术。由于当时没有人做过，这台手术的风险非常

1. 〔德〕埃里希·鲁登道夫:《总体战》，戴耀先译，解放军出版社2005年版。

2. 手术时视力所及的范围。

3. 指手术时在骨上打出的小窗口。

大——如果手术失败，患者死亡了怎么办？如果不做手术，患者的病怎么治？

最终，他选择顶着风险做了这台手术，并且获得了成功。当然，他的信心也建立在大量调研和动物实验的基础之上。

信心是医生完成未知挑战的推进剂，也是医生在与疾病不断作战的过程中积累的内在信仰。就像上海瑞金医院重症医学科主任瞿洪平医生所说："在 ICU[1]，我遇见过所有的信仰。如果你把治病救人当成一种信仰，那么无论遇到什么，都能咬着牙，拉着患者的手，在这条路上走下去。"[2]

▋职业选择：当好医生，要具备"三力"

· 张凯

很多人一提到医生这个职业，会有很多理想化的描述，比如白衣天使、英雄之类。但其实，医生只是穿着白大褂，不断努力用自己专业的医疗技术来对抗疾病、痛苦、生死的平

---

1. 重症加强护理病房。

2. 中国文明网：《中国好医生护士推荐评议活动》，http://www.wenming.cn/sbhr_pd/sbhr_zghyshhs/zghyshhs_bd/201909/t20190930_5272982.shtml，2022年9月13日访问。

凡人。因为面对着生命在疾病的攻击下最脆弱、最挣扎的一面，所以医生的从业过程就像起伏不定的心电图，既有成就感高涨、满怀价值感的时刻，也有愤慨和怅然的时刻。

判断自己是否适合这一行，我觉得不是根据一个标准或前辈的一两句话，而是要看你是否具备医生面对真实工作环境时的"三力"。

第一，在复杂环境中保持冷静的能力。

疾病带来的巨大痛苦，会令患者和患者家属情绪非常紧张。带着这种强烈的情绪，大家容易把医生过度神化，也会把医生当作情绪的发泄对象。比如，有些患者会觉得，医生怎么竟然还需要吃饭，还需要休息？

举个例子。有一次，我们天坛医院与合作医院共同做了一台大型手术，手术非常困难，做了一整天。结束后，家属过来问："手术怎么这么长时间啊？"医生回答："因为手术大啊。"家属说："不对，我看中午医生还拿着饭盒进去吃饭呢。"

其实医生拿的不是饭盒，而是装着手术要用的标本的保温桶。但说实话，我们也是平凡人，累了要休息，饿了要吃饭，在忙了一整天之后，听到这样的话，肯定会很生气。但是作为医生，我们还是要保持冷静，避免和家属起冲突。

这只是一个小例子，还有很多更复杂的医患情况。但不管发生什么，作为医生，我们都要保持冷静，和患者解释、沟通清楚，要对得起这身白衣代表的职业。

此外，在治疗疾病的过程中，医生会遇到很多紧急情况，需要保持高度冷静，才不会乱了方寸。比如在 ICU 抢救患者，患者突然没呼吸了，医生的第一反应是什么？不是慌，而是马上开始抢救流程。首先是开放气道，保证患者的气道通畅，然后立即采取各种手段维持患者的生命体征。

当然，这种冷静不是一两天就能养成的。很多刚开始工作的小大夫都有过这样的经历：患者没抢救过来，或者病情突然恶化，忍不住一边找个角落哭，一边问自己哪一步可以做得更好。但是，眼泪虽真，却不能救人。流完泪，医生还是要继续理性、冷静地应对。

第二，终身学习的能力。很多大学生可能会想，等毕业工作了，就再也不用学习了。如果你也有这种想法，那你可能不适合医生这个职业。生物科技和医疗技术不断发展，作为医生，你必须终身学习。无论你工作了多少年，晋升到了什么职位，只要有新技术诞生，就会让你和所有人站在同一起跑线上。

比如 20 世纪 90 年代初，核磁共振技术在中国刚开始普及，无论是实习医师，还是主任医师，面对机器都一无所知，都得从头学起。而像各个学科的医疗指南、专家共识，每年或者每几年，基本都会有一次大的变化。所以，我从 1995 年硕士毕业到现在，已经 27 年，年龄也 50 多岁了，仍然在不断学习。

在这个行业里，还有更"大龄"的学习者。我非常尊敬的北大第一医院的吴逊教授，他是 1932 年生人，已经 90 多岁了，至今每天还在不断地读文献，不断地更新自己的学术观点。每次我们进行病例讨论、开学术会议时，请吴老点评，他点评完后总是不忘加一句，"这是我个人的一些观点，说得不一定对"。老爷子真的是人如其名，个性谦逊，但这也确实体现出医学领域的学无止境。所以，如果想成为一名医生，你务必要做好终身学习的准备。

第三，共情能力。这种共情能力，不是大家寻常认知中"看你哭时陪着你一起流泪"的共情，而是看到患者的疾病时，你要有能力看清疾病的发展图景，设身处地地理解疾病将会如何影响患者的家庭，如何影响患者的一生。

我所在的是神经外科里的癫痫专业，很多癫痫疾病是不致命的，而且是慢性病，但癫痫会通过神经影响患者的认知能力，严重者会导致患者智力低下，衣食无法自理。

癫痫的发作也是不定期的。轻度发作时，患者会突然丧失意识、呕吐、面部抽搐等；严重时，患者还会出现四肢痉挛、口吐白沫、大小便失禁等症状。所以，癫痫患者一生都需要有人在身边照看。当我看到一对父母带着身患癫痫的孩子来找我看病时，我知道，如果不给孩子拿出一个正确的治疗方案，孩子父母到死的那一刻都无法安心地合上眼睛。

这种对他人痛苦的共情，会让你在漫长而艰辛的职业生涯中，一直不丢失自己的初心。在日常工作中，我经常对我们科室的成员、我的学生说："患者的经济状况和受教育程度，我们作为医生的压力大小，都不是我们做出治疗抉择的关键因素。只有本着对病人的疾病负责的初心，才能为病人找到最好的治疗方案。"

这些能力并非一日形成的，而是在无数临床实践、反思和学习中逐渐形成的。当医生不难，但想做好很难。所以如果你在问，我适合当医生吗？不妨多问问自己，我为成为一名好医生做好准备了吗？

"三心"与"三力"其实是对医生的底层要求，除此之外，你还要承受巨大的工作压力和晋升压力。而且，成为医生的路很不容易，你需要在高中时就选择合适的科目，最少读五年临床医学本科，并参与医院的实习，接受三年住院医师规范化培训。顺利通过培训，并且顺利通过执业医师资格考试后，你才能成为一名合法执业的临床医师。成为医生的道路

可谓漫长且艰辛。这些内容，我们等到"新手上路"那一部分
再详细来看。

　　接下来，我们进入"行业地图"部分的第二站，站在宏观
层面，看看医生所面临的生存处境是什么样的。

医生的工作真那么忙吗

· 张凯

忙碌估计是大家对医生的普遍共识，但是所有医生都很忙吗？如果去影像科这样的科室工作，会不会轻松点？当然不会。因为医生的忙碌程度和所属科室的关系不大，而是和医院的级别有关。

在我国，大量患者都集中在北京协和医院、北京天坛医院、华西医科大学附属医院这样的三甲医院看病。就拿门诊量来说，"看医界"网站根据 2018 至 2020 年数据统计的"2021 年中国医院门诊量 100 排行榜"[1] 上，全是三甲医院。

如果你进入这样级别的医院工作，并且想在职业生涯中有点成绩，基本上你就在全国最忙医生的队伍里了。

到底有多忙呢？按工作时间来看，我现在是天坛医院神

---

1. 赛柏蓝器械：《2021 全国医院门诊量 100 榜公布（附名单）》，https://www.cn-healthcare.com/articlewm/20210709/content-1241262.html，2022 年 10 月 3 日访问。

经外科癫痫病区的主任，周一到周五，每天我都是早上六点四十上班，下午六点下班，除去中午吃饭的时间，每天最起码工作十个小时。我们神经外科大夫，手术常规的要两三个小时，复杂点的，就算是中间不喝水不吃饭，也得十几个小时。我平均每天要做两到三台手术，最少有五六个小时在手术室里，当然，赶上复杂的手术肯定是要加班的。

在我们医院，每个人、每个科室的具体情况不一样，但是工作时间都差不多。比如眼科医生，手术时间短，一台手术五到十五分钟，但一天他可能就要做三十台手术，一直站在手术室里，到了下班点腿都是肿的。除了做手术，医生还得出门诊，一个三甲医院的医生，每天最少要看数十位患者。上班族干活累了，中间还能休息会儿，我们基本上要保证最短时间问清病情，最快速度做出决策，还要把病情向患者解释清楚，过程中没有任何休息，才能把当天的出诊量看完。

此外，医生还得值班夜。天坛医院规定 55 岁以上的医生不值夜班，但 55 岁以下的医生每个月要值五个夜班。值夜班是没法休息的，因为可能凌晨两点钟有患者叫你，你刚忙完，还顾不上打个哈欠，凌晨三点钟又有个患者有事，刚处理完，到了凌晨三点半，又来一个，一直到早上交接班时，你可能连眼睛都没合上过。

即便是不值夜班的时候，医生也是全天二十四小时待命。

患者有紧急情况，不管几点、人在哪儿，都得赶过去。我从开始上班到现在，从来没有关过手机，就连晚上睡着了神经都是紧张的，因为随时得做好准备，电话一响，抓起衣服就往医院冲。

这些工作量已经让医生很忙碌了，但不同级别的医生还有各自要承担的其他压力。像我在科室里是学科带头人，除了看病、做手术外，我还要做病床管理工作和科研教学工作。而我所在的天坛医院神经外科是国家级神经系统疾病临床研究中心，也是国家医学中心，所以对外，我要考虑学科怎么发展能跟国际接轨、科室成员什么时候能在顶级期刊上发表论文、能在国际上有话语权、主导国际治疗指南的制定；对内，我还要面临各个科室之间横向比较的压力，全院的各科室，包括神经外科的各类亚专业，各个指标都需要进行比较。

到了周末，很多医生还要去外地会诊，做手术，参加学术会议。基本上，周末的机场、高铁站是北京三甲医院主任医师出没最频繁的地方。跑一个周末，周日挺晚才到家，醒来一睁眼又周一了，又开始了新一轮连轴转。

年资相对低一些的医生，虽然不用承担这部分压力，但是在入院接诊病人，跟着主刀医生出手术、值夜班等工作之外，他们还需要面临职称晋升的压力。一天工作差不多十个小时后，他们还要做科研、写论文，到了周末也是泡在实验室里，几乎忙得没有个人生活。

如果你不是一线城市三甲医院的医生，忙碌程度是不是会低一些呢？也不是。如果你在省级医院，虽然你在教学、科研上的压力没有那么大，不用制定指南、制定行业共识，但因为承担着一个省的医疗工作，你的临床门诊量、手术量也会非常大。像我老家吉林省的吉林大学第一医院，忙碌程度就和一线城市的三甲医院不相上下。

如果你是一级医院或二级医院的医生，患者数量、手术量、门诊量没有那么多，内部的晋升、各科室的对比压力没有那么大，外出参加学术会议时，也大部分是在旁听学习，不用付出更多精力来主导，那么，和其他级别医院的医生比较起来，你的确会轻松一点。

但这并不意味着你不忙碌，患者如果有紧急情况，不管什么时候，你一样要赶回医院。还有，当发生重大公共健康危机时，国家通常也是从基层医院抽调人手。有人说，**选择当医生，基本就选择了忙碌，**这的确是句实话。

看完之后，你是不是已经感受到了当医生的辛劳？作为医生，除了要应对如此高强度的工作日常之外，还需要面对从事这份职业有可能会发生的风险。具体都有哪些风险呢？让我们一起去看看。

医生的从业路上有哪些风险

▌医患关系，众多医生面临的最大风险

· 张凯

　　每个职业都有从业者要面对的风险，比如心理咨询师要面对人心中黑暗的部分，律师要防范自己被委托人利用，做转移赃款、销毁证据的事，那么，当医生要面对哪些风险呢？有人说是工作忙，精神压力大；也有人说当医生要承受职业倦怠的风险，比如协和医院针对超过 2.5 万名医生做的一份调研报告显示，超过 60% 的医生都有职业倦怠感[1]。但在我看来，**从事这一职业最大的风险，也是现在众多医生工作中面临的最大风险，是医患关系。**

　　在进入这行之前，你可能觉得现代医疗很神奇，可以治很多病。但其实，医疗技术是有局限性的，是存在天花板的。就像做手术，任何手术都有出现死亡、并发症，以及术后复发

---

1. 健康界：《超 2.5 万医生调查发现，中国 6 成医生有职业倦怠！》，https://m.baidu.com/bh/m/detail/ar_8869918068096550044，2022 年 10 月 22 日访问。

的可能性。拿我们癫痫病灶切除性手术来说，世界上再好的癫痫中心，切除性手术真正能实现术后无发作的比例，也就是 60% ~ 70%。这就是说，有 30% ~ 40% 的患者会再次发作，甚至出现严重的并发症、后遗症。当然，针对癫痫的药物治疗，也不一定都能达到预期。

癫痫这个疾病本身还算比较好控制。如果是癌症的话，即便我们医疗界已经竭尽所能，仍很难治愈，只能尽可能地减少患者痛苦，延长有效生命期[1]。所以全世界的同行都熟知的一句话是：**"有时去治愈，常常去帮助，总是去安慰。"**[2]

但很多患者对医疗的局限性不了解，觉得我在你这里治疗，花了很多钱，为什么你没有把我治好？为什么我还会复发？预期没被满足，再加上因为疾病承受了很多痛苦，还背负了沉重的经济压力，患者就容易把积压的愤怒、压力、情绪发泄在医生身上，所以发生了很多"医闹"事件。每次看到相关的新闻，我们心里都很难受，这也是医生这个职业面临的最大风险。

此外，医生还要面临日常工作中被投诉的风险。按照北

---

1. 有两层意思，第一层是生存时间，第二层是有自主能力的有质量的生存时间。

2. 特鲁多医生的墓志铭，原文为："To Cure Sometimes. To Relieve Often. To Comfort Always."

京市接诉即办¹的规定，患者觉得医生态度不好，对治疗效果不满意，就可以打电话投诉。而医生一旦被投诉了，就会被查个底朝天。为了不被投诉，医生基本上不能拒绝患者的要求。

之前我有位同事出特需门诊。患者来了之后，我同事看完，发现他的病需要去其他科室治疗，就介绍他去别的科。患者就急了，开始闹，说我千里迢迢地跑到你这里来，结果你现在告诉我治不了，你们不是说了能治这类型的病吗？

其实类型只是大的疾病范畴，从个体疾病的特殊性来讲，我同事所在的科室的确治不了，同事的拒绝也是为了让他去寻求更好的治疗，但患者就是不依不饶。最后我同事说："我确实解决不了，我把这号给你退了吧，钱也退给你。"患者问他："那我是不是得离开这屋？"我同事说："没事，你要想坐着也行。"最后他和患者聊了四十分钟，把患者的情绪安抚好，患者才走。

按照我们国家的医疗条件，医生是很难对每位患者都做到这个程度的。一个三甲医院的门诊量，一年最起码可以达到三四百万人次，这还不包括复诊，以及医生每周的手术台数等。在如此高的就诊量下，医生一天的门诊量少说也有

---

1. 一种快速响应群众诉求的政务机制。

七八十人，基本上是几分钟一个患者，很难留出更多的时间。

但这些都是表面的风险，更严重的风险是，医生在不断经历患者的不信任，以及看到同行的经历后，会影响自己的治疗抉择——在面对患者时，不是不想用新的治疗技术，而是不敢。这对医生自身、对患者、对医疗发展都是很不利的。

这是我们从业多年的人的亲身感受，也是我们最煎熬的地方。作为医生，用好的治疗方案救人，是我们的天职，是我们的本能。但很多疾病，即便我们尽了全力，还是可能引起并发症，还是可能发生意外，这时候如果患者不依不饶，医生该如何应对呢？这是值得每一个医生和有志从业者思考的问题。

令人欣慰的是，行业里虽然有怕担风险的医生，但大部分的医生，即便风险再大，也会利用充分的术前评估、沟通等获得患者理解，迎着风险向前，尽自己全力，不轻言放弃。

医生的职业风险还不止于此。因为工作忙碌，身体损耗大，许多医生都患有下肢静脉曲张或消化系统类疾病。此外，因为医院环境特殊，存在很多职业暴露的可能，罹患乙肝、丙肝、艾滋病等传染病的概率也比较高。

另外，还有一项更大的风险，可能会导致医生被吊销执业证书，那就是医疗事故。

▍医疗事故，需要谨慎避免的风险 [1]

如果你成为医生，医疗事故就像一柄达摩克利斯之剑 [2]，时刻悬在你头顶上，随时可能会落下来，砍断你的职业生涯。

什么是医疗事故呢？就是指在诊疗过程中，由于医生或医院不负责任、违规操作等主观过失，损害了患者的身体健康，甚至导致了患者的死亡。比如一位医生给患者做开腹手术时，因为疏忽大意把纱布遗留在了患者体内，造成了对患者的伤害。这种情况，如果患者告到了卫生行政部门，就会被鉴定为医疗事故。[3]

需要注意的是，医院和医生在医疗事故中属于共同责任体，也就是说，如果你作为医生出了医疗事故，医院要一同承担责任，接受处罚，支付赔偿金。

那么，你会面临什么样的处罚呢？一般分为四个等级。一级医疗事故，指患者死亡或重度残疾。如果因为你的疏

---

1. 本篇内容由编著者根据相关资料汇编而成。

2. 用来表示时刻存在的危险。

3. 华律网：《纱布留体内构成医疗事故》，https://www.66law.cn/laws/43973.aspx，2022 年 11 月 2 日访问。

忽造成了患者死亡或重度残疾，那么依照《医疗事故处理条例》的第六章，你所在的医院会被卫生行政部门警告、责令停业整顿甚至吊销执业许可证。而你个人会被依法追究刑事责任，或六个月以上、一年以下不能进行医疗工作；情节严重的，会被吊销执业证书。同时，卫生行政部门会依照《医疗事故处理条例》的第五章确定需要赔偿给患者的费用。费用主要由医院承担，你个人承担较小比例。一旦发生这样的事情，你的职业生涯即便不会终结，也会受到很大影响。

二级、三级、四级的医疗事故，也是根据对患者造成的损伤确定（具体可参见《医疗事故处理条例》总则），赔偿方式和处罚也是依照上述法律条文确定。

这里需要你特别注意的一点是，因为医疗有局限性和很多未知性，所以《医疗事故处理条例》的第三章第三十三条界定了不属于医疗事故的情况。同时，行业里有很多医生，会通过购买医疗事故保险来减轻自己的损失。

作为医生，一方面要治病救人，与疾病抗衡，一方面也要在过程中承担相应风险。这是每个想进入这一行业的人都需要提前了解的。

我能做医生吗

现在,你对医生的职业风险应该已经建立起一定的预期了。下面,我们放下紧张心情,翻到硬币的另一面,去看看作为医生会有哪些收获。这里的收获,既包括不同级别医生的收入情况,也有国家政策允许多点执业后,给医生带来的影响和机会。

医生的收入情况怎么样 [1]

估计你对有关医生收入的争议早有耳闻。有的人认为，医生的收入还算体面，一个三甲医院的医生，基本上养家没什么问题。但也有医生抱怨，一个月到手收入不足万元，养家都费劲，更别提买车买房了。那医生的收入到底是什么情况？如果你和你的同学，一个进入一线城市的三甲医院工作，另一个进入二线城市的医院工作，收入差异会有多大？

医生的收入主要由固定工资、绩效、奖金三部分组成。固定工资跟所在地区、工作年限、职称有关，绩效和奖金则是医生之间收入差异最大的地方。

如果你所在医院的接诊患者数量多，你的工作量大，医院整体流水高，那你的收入相对就高。因为我们国家的医疗资源大多集中在北上广，患者也更多地选择这些地方的医院看病，所以一线城市医生的平均收入会高于其他城市的医生。

在丁香人才网发布的《2021 年度中国医院薪酬调研报

---

1. 本篇内容由编著者根据相关资料汇编而成。

告》[1]中，你可以看到，上海市主任医师的平均年收入能达到45万元，副主任医师则为40万元，主治医师在30万～35万元，住院医师也在25万～28万元；而北京市的主任医师平均收入在35万～40万元，副主任医师在30万元左右，主治医师在25万元左右，住院医师则接近20万元，都明显高于全国平均水平（见表1-1）。

表1-1　2021年全国医生薪酬统计情况

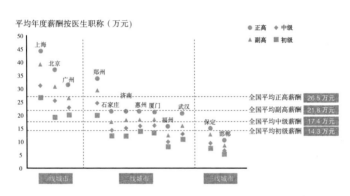

注：数据引自丁香人才网《2021年度中国医院薪酬调研报告》

　　而从表1-1中，你也可以看出，像保定、邯郸这样的三线城市，主任医师一年只能拿到10万～15万元，明显低于全

1. 这份报告针对包括京沪多所一流医院在内的全国190家医院进行调研，每家医院收集19个热门科室、4个职称级别的薪酬信息（固定工资、绩效工资、社保与住房公积金，以及其他福利），力求完整、全面地呈现中国医生的薪酬与福利水平。参见 https://www.chinaz.com/2021/1220/1343628.shtml，2022年11月14日访问。

国平均水平。

此外，基层医生的收入也和所在地区的经济水平息息相关。如果你在江苏这样经济发达的省份，作为一名普通的基层医生，你的年收入很有可能达到 10 万元；如果是骨干，你的年收入则有可能超过 15 万元。[1] 如果你在广东省，你的年收入甚至有可能超过 20 万元。[2] 而如果你在贵州这样经济发展较慢的省份，你的年收入则只能在 7 万元左右，甚至更低。[3]

除了城市外，你所在的科室也会对收入产生影响。但并不是一进某个科室，你就会与其他科室医生的收入拉开差距。在住院医师和主治医师级别，科室之间并不存在明显的差距，只有到了副主任医师、主任医师级别，累加工作年限效应，才会出现显著差距。

在《2021 年度中国医院薪酬调研报告》中，我们可以看出，肿瘤科、普通内科、口腔科的主任医师，也就是拥有高级职称的医生的收入，明显高于其他科室医生（见表 1–2）。

1. 百通医师帮：《国家卫健委确认：基层医生年收入 10 万，编内、编外待遇相同》，https://www.sohu.com/a/432717076_718033，2022 年 12 月 1 日访问。

2. 基层院长之家：《十年医改，基层医生年收入超 20 万》，https://www.163.com/dy/article/G8K93MJN0514DM64.html，2022 年 12 月 1 日访问。

3. 看医界：《喜讯！这地村医最高每月 6000 元，全部纳入编制管理》，https://www.cn-healthcare.com/articlewm/20200519/content-1114298.html?appfrom=jkj，2022 年 12 月 1 日访问。

表1-2　2021年全国医生平均薪酬（年薪）统计情况（单位：元）

公立						
科室	岗位薪酬条目数	正高	副高	中级	初级	平均
肿瘤科	487	287,958	242,081	195,464	166,781	221,586
普通内科	319	283,791	224,743	188,056	157,185	211,856
心血管内科	577	273,125	229,892	186,815	156,261	211,203
内分泌科	569	274,569	220,995	184,120	154,413	206,624
神经外科	518	270,335	223,609	181,313	149,957	205,067
口腔科	538	282,594	227,954	178,436	146,861	204,229
妇产科	597	270,940	222,525	180,428	145,819	203,609
骨科	572	268,892	223,012	177,916	147,872	202,940
普通外科	493	268,109	217,821	180,800	150,505	202,885
神经内科	550	267,191	221,024	178,684	149,548	202,804
消化科	577	260,900	217,979	178,650	149,500	200,704
康复科	450	266,241	226,761	175,952	146,378	200,346
皮肤科	523	273,872	221,801	171,662	144,443	198,288
眼科	541	270,541	217,683	170,787	142,202	197,558
影像放射科	564	269,209	216,858	173,348	141,476	196,515
检验科	540	269,589	224,500	168,384	140,214	194,361
儿科	570	255,649	206,148	169,307	140,585	190,849
超声科	520	264,474	209,531	165,666	140,670	190,804
最高/最低（2020）		1.13	1.17	1.18	1.19	1.16
最高/最低（2018）		1.45	1.34	1.18	1.25	1.29

注：数据引自丁香人才网《2021年度中国医院薪酬调研报告》

除此之外，医生的收入还与自身的技术能力有关，比如在心内科，你只会药物治疗，不会做射频消融手术、冠状动脉支架手术，你的收入就会低于掌握这些技术的医生。当然还有一个行业内大家都心知肚明的原因，如果你所在的科室有个"老刀霸"，霸着手术台不肯放手，你没有机会主刀，收入肯定也会受到影响。

未来，医生的薪酬结构也有可能随着政策发生变化。2021 年，经过国务院同意，国家卫生健康委、人力资源保障部、财政部等五部门联合发布了《关于深化公立医院薪酬制度改革的指导意见》。根据这一意见，医生薪酬将采取年薪制＋年底少部分绩效奖金分配的方式。目前国家还在对这一方案进行探索试点，你可以实时关注最新动向。

多点执业会给医生带来哪些影响

· 胡大一

曾经，因为"编制"的存在，人们认为医生是一个稳定职业，可以在同一家医院工作一辈子，不用面临被裁员的风险。甚至，很多人仅仅因为这一点就想成为医生。事实上，这种"稳定"，是计划经济这一特定历史背景下的产物。

在计划经济实行之前，医生行医，只要医术好，能治好患者，就可以五湖四海到处行医。我父母都是医生，20世纪60年代，我在填写家庭背景时，写的就是"自由职业（执业）者"。现在，国家也正在鼓励医生多点执业[1]，想打破医生和一家医院捆绑的现象，让医生回归行业本身的执业特点。那么，多点执业会给医生带来哪些影响呢？

第一，医生会有更多的工作机会。以往，你在公立医院，

---

1. 2014年，国家卫生计生委、国家发展改革委、人力资源社会保障部等部门联合制定并下发了《关于推进和规范医师多点执业的若干意见》，首次鼓励医生进行多点执业。但"自由"并不等于没有约束和要求，医生如果想自由执业，必须按照流程办理执业手续。

可能会面临无法晋级职称的情况，发展受限。实行多点执业后，即便你的职称无法上去，只要你的技术过硬、能力得到认可，其他医院也会主动向你伸出"橄榄枝"。我认识的一位麻醉科医生就是这样，现在，很多医院的医生都指名要和他合作。

第二，医生会有更多的合理收入。如果你所在的是一家大型三甲医院，且刚好是在重点科室，那么收入会相对可观。但如果你所在的是一家门庭冷落、被边缘化的医院，基本上只能拿固定工资，那收入肯定是偏低的。要是你也没什么社会资源，很难在本专业的学会担任关键职位，缺乏行业影响力，那你的发展几乎就被锁死在那里了。推行多点执业政策后，你可以在其他医院出门诊、参与会诊，在好大夫、京东健康这样的平台上进行问诊，收入水平也会相应提高。

但这不意味着多点执业的道路畅通无阻。一方面，按照目前的状况，编制是多点执业的最后一公里路。什么意思呢？比如你是一家公立医院的在编医生，想出去执业，可医院不允许你出去，不签字，你就走不了。因此，政策在落实上还是存在一定难度的。

另一方面，多点执业也提高了对医生专业能力的要求。大医院的医生总是门庭若市，但大部分患者认的其实是他们背后的医院，重视的是医院这座"庙"，而不是医生。如果你想充分利用多点执业的机会，就要竭尽全力地为患者服务，替患者解决问题，积累自己的口碑，让患者认你这个"神"，而不是医院这座"庙"，只有这样，患者才会跟着你走。

这也是我自己的切身经验。我是中国最早开始多点执业的医生之一。1993年，为了在全国推广经导管消融技术，我开始多点执业，走遍了全国所有省、市、自治区的多家大医院。在同一年离开当时的北京医科大学第一医院（现为北京大学第一医院）后，我先后在北京朝阳医院、北京同仁医院、南京明基医院、海南省第二人民医院、广西江滨医院、湖北武昌医院、上海同济医院等医院进行多点执业，并在上述多家医院任心脏中心主任。近年来，我又陆续在京东健康、乐健、宝石花、复兴医疗等医疗平台建立心脏中心。我的患者大多都曾治疗失败，或者治好后再次复发。他们在患者群体中一打听，就会有人说去找胡教授吧。所以患者认可的是我这个人的能力，他们也是跟着我走的。

我的母亲胡佩兰医生也是如此。我经常遇到患者跟我说："胡大夫，我家几代人都是您母亲给看的病。"能让几代人都认可她，靠的就是她的个人能力。靠专业能力吃饭，能真正帮助患者，获得患者认可，这才是你能将医生这个职业干下去的关键。

通过对医生的日常、风险、收入，以及多点执业政策这四个方面的了解，相信你对医生的生存现状已经有了一定的认知。现在我们把视角转换，进入第三个站点，一起看看未来人工智能会给医生工作带来哪些影响，以及如果在这行做不下去了，能去往哪里。

未来医生会被人工智能取代吗

· 张凯

科技发展很快，未来很多职业都有被人工智能取代的风险，医生会被取代吗？比如，现在不管是在互联网上，还是在一些大型三甲医院里，你都可以看到手术机器人，它们能进行很多精微的操作，那么，这是不是意味着以后不需要医生做手术了？再比如，拿内科来讲，很多常见病也可以用机器来诊断，那这是不是意味着很多内科医生会有失业的风险？

针对这些问题，我的答案很明确，不会。为什么这么说呢？我们可以来看看医生工作的本质。先从外科来说，外科医生的工作以手术为主，现在手术机器人的确可以进行一部分操作，比如缝合手术伤口、剔除子宫肌瘤等，但它完成的其实都是简单的动作，而医生做手术，每个操作背后都会经历复杂的思维过程。比如，要切一根血管，手术机器人完成的只是切的动作，而医生会先根据病人血管的粗细、病情的不同来确定是否要切，怎么切。这个针对不同患者、不同情况的思考、判断的过程，是手术机器人没办法取代的。

并且，即便科技发展很快，手术机器人可以根据患者个人情况进行判断了，背后其实也是人在输入信息去操控机器人。比如，我们神经外科治疗癫痫，可以直接把患者的影像输入到机器人的电脑里面，医生在屏幕上一点，机器人就可以在相应的位置打孔，进行剩下的操作。但是背后，其实还是医生在对患者的病情做判断，在使用机器人更好地工作，而不是机器人把医生取代了。

内科医生也是一样的道理，看似机器可以对患者的情况做出诊断，但其实也是医生输入了大量的病例后，机器通过提取患者的疾病特征，结合病例资料才做出的。而且这仅限于简单的疾病、常规性的治疗。人体非常复杂，同样的一个病，不同的人，不同的年龄，发生在不同的部位上，都会导致诊断的结果完全不一样，这里面包含着大量复杂的推理和判断过程，也是人工智能无法取代的。所以，人工智能可以做一些基础性的诊断和辅助工作，或者随着科技的发展逐步做一些较为复杂的工作，但本质上不会取代内科医生。

虽然内科、外科医生大概率没有被取代的可能，但辅助科室的医生，像是影像科或病理科的，被取代的可能性就非常高。因为他们的工作和人工智能是高度重合的，比如看心电图，做病理诊断，都是通过提取疾病特征进行诊断。而且，人工智能还拥有比医生更高的效率，能够在短时间内处理海量的数据，并抓取人类肉眼无法识别的疾病特征，所以有可能会比医生诊断得更快，也更准确。

当然，随着科技的不断发展，人工智能在医生未来的工作中所占的权重肯定会越来越高。不过，就像我们常见的CT、微创技术等一样，它们的出现，会解放医生的劳动力，协助医生进行诊疗，甚至倒逼医生不断提高自己的能力，但不会对医生的核心工作产生根本性的影响。

人工智能的发展非常迅速，在 ChatGPT，甚至是未来更高级的人工智能面前，医生该何去何从呢？行业里很多医生的意见也和张凯医生一致：人工智能会在医生的工作中占比越来越大，甚至取代医生的部分工作，但不会是全部。

如果你想当医生，或者你正在从事这一职业，为了未来有更好的发展，你可以参考以下几个建议：

1. 避免做机械重复，或仅仅依靠大量数据做诊断的工作。愿意持续接受新的挑战，去做那些非标准化、充满不确定性、具有创新性的工作。

2. 提高自己的决策能力。医生给患者治病是一个综合的过程，里面既有对疾病的推理判断，也有结合患者的年龄、心理状态、经济条件等情况进行的个性化诊疗，这样的决策能力，是人工智能很难取代的。

3. 主动拥抱科技，把人工智能当成自己的助手，持续关注人工智能领域的最新技术，学习如何把它更好地应用到工作中。

如果工作多年后想转行，出路在哪里

· 胡大一

医生虽然是可以干一辈子的职业，但也不乏转行的人。和其他职业一样，原因大致有二：一种是由于工作压力、经济收入等，另一种是从业之后发现自己的确不适合。

我有一个学生，先是考了我心内科的硕士，当上了心内科的医生。但是三年后，他来找我说："胡老师，我觉得自己最适合的是当外科医生，我特别向往做手术。"于是我又把他培养成了外科医生，他就转去心外科了。可是，去了他才发现，尽管自己无比憧憬外科，但一上手术台就手抖。之后他又改回心内科，但发展得也不太理想，最后就转行了。

那医生转行好转吗？具体能转去哪里？早期很多医生转去做医药代表，就是负责向药店、医院、医生推广药品的销售人员。这个职业对于医生来讲，和专业相关，但压力没有那么大，同时收入也比较高。不过，随着国家实行集采[1]，大部分药物由国家集中采购，而无须由医药代表再像过去那样向医院进行药物推荐、临床跟进等工作，医药代表这个职业就没有太大吸引力了。在这种情况下，**健康行业就成了当前大多数医生转行时的选择**。

健康行业的工作主要分为以下几大类：

第一，健康产品研发。以往医生转行会进入医药公司做药、保健品的研发，或者给药厂做临床试验管理，比如药厂生产新药，要在中国上市，医生可以帮助药厂设计药品的双盲试验[2]，最后给药厂写验证报告，报到国家药品监督局去审批。

现在，随着互联网和科技的发展，医生可以转行和相关人员一起做健康产品的研发，比如专门训练老年人认知的App或开健康处方的 App。营养学专业或有临床经验的医生可以参与设计相关专业问题，用户根据问题回答，最后 App 根据答案开出营养处方。

---

1. 集中采购。2019 年 1 月 17 日，国务院办公厅印发《国家组织药品集中采购和使用试点方案》，正式试点开展由国家组织药品采购和使用，以降低药品价格，减轻患者药费负担，降低企业交易成本等。

2. 指在试验过程中，测验者与被测者都不知道被测者所属的组别，分析者在分析资料时，通常也不知道正在分析的资料属于哪一组。用这样的试验方式，消除参与者意识中主观的偏差和个人偏好，以达到试验的客观性。

第二，健康管理，即自己成立健康管理机构，或者在健康管理机构中担任顾问。比如心内科医生，转行后可以给做过冠状动脉支架手术的患者做定量的心肺功能评估，制订适当的运动计划，提供合理的饮食建议等。

第三，健康科普。比如在微博、抖音等平台上，分享和自己专业相关的健康知识，或者在得到 App 这样的互联网知识服务平台上开设医学的相关课程，又或者撰写健康类的书籍等。

总的来说，医生在本行业能干一辈子，即便转行也有多条路走。

你还可以参考以下几个转行方向：

当老师。如果是有一定资历、职称很高的医生，一般在医学院也有教学职称，这种情况转去医学院当全职老师比较容易；如果是年轻医生，你可以通过报考教师资格考试成为老师。

去投资银行。投行会投医疗领域的公司，需要工作人员分析行业趋势或相关公司的数据，以决定是否投资。所以，投行非常欢迎医生，甚至有投行专门挖医生入行。

进制造业。如果在行业里积累了一定渠道资源，你可以转入制造业，生产医生日常使用的白大褂、手术服等。

当然，转行的毕竟是少数群体，留下来的大多数，肯定都希望成为同行中的佼佼者。下面，我们就正式踏上从一名新手一路进阶到高手的旅程。

CHAPTER 2

第二章
新手上路

欢迎你来到这场职业预演的第一部分——新手上路。在这个部分，请你跟随我们为你设计的路线，将自己代入不同阶段的角色，完成从渴望成为医生，到逐渐成为一名新手医生，从懵懂到专业的旅程。通过此次的职业预演，你将提前知道，成为医生这条路上要经历什么、准备什么、难点在哪里。所以，它既是职业预演，也是在让你提前收获医生从业路上种种问题的解决方案。

那么，预演的路线是什么样的呢？

第一步，我们一起回到最初，进入高中阶段。此时，你是一名顶着巨大高考压力的高中生，一边埋头于繁重的学业，一边渴望成为一名医生。为了实现你的梦想，我们会在此完成如何选择合适的科目、合适的学校等挑战。

顺利通过第一步后，我们来到了第二步，大学阶段。此时，你成了一名医学生，你要读的书，摞起来比你身高都高，为了完成学业，很有可能你每天要学到凌晨一两点。在此阶段，我们会一起针对毕业后成为一名优秀医生这个核心目标，来了解大学阶段你的学业重点和方向是什么。

第三步，我们一起到达了实习和规培期。实习在大五时进行，规培则在你本科学业结束后进行，你会从"内外妇儿"中选择大的专业方向,并在大专业方向下的科室进行轮转,每个科室轮转三个月,总共为期三年。无论是实习还是规培,主要目的都是在正式工作前提高你的临床能力,所以在此阶段,我们职业预演的核心目标是找到学习、成长的方向。

结束规培轮转后,我们来到了第四步,为自己选择合适的科室与医院,并且了解招聘要求是什么,提前为进入心仪医院做好准备。

最后,我们来到第五步,一起步入正式工作的旅程。这是一场漫长的旅程,占据新手期职业预演的二分之一,你会在其中逐一解决临床经验不足、手术技能不足等影响你成长的关键难题。

◎入行准备

高中阶段要做好哪些准备 [1]

现在，你是一名希望未来成为医生的高中生。一方面，你可能被"不为良相，便为良医"这样的崇高理想所打动，希望未来有机会成为一名救死扶伤的大医；另一方面，你从未真正深入接触过医学，对于如果想成为一名医生，在高中阶段要做什么准备非常困惑，这时，你要怎么办呢？是去周围找当医生的人问问，还是在网上搜索建议？为了让你有充分的准备，我们编著者和受访医生，结合相关的专业书籍为你列出了这份准备清单，你可以参考以下几条：

第一，想清楚自己是否愿意把医生这个职业当作人生志向。在看过前文"如何判断自己是否适合当医生"一节的内容后，相信你已经对自己是否适合这个职业有了一定判断。但是，当医生是一条注定艰辛的路，你需要能吃苦，需要有不

---

1. 本篇内容由本书编著者根据相关资料、本书受访者张凯医生，以及北京十一学校王笃年老师的建议汇编而成。

屈不挠的精神，需要抗压，所以你要问问自己，医生这个职业真的是你的人生志向吗？你愿意为成为一名优秀的医生，付出足够多的时间、精力和努力吗？只有想清楚了这一点，你才有可能突破从业过程中的种种挑战，实现自己心中的理想。

第二，分清高考应该报考的专业。 医学类专业分为基础医学专业和临床医学专业。简单地说，基础医学培养的是科研人才，如果你报了这个专业，毕业时虽然拿到的是医学学士学位，但未来只能做研究，当科学家，不能报考执业医师考试，不能从医[1]。如果你想当医生，要报的就是临床医学专业，毕业时获得的是医学学士学位。只有拿到这个学位后，你才能参加执业医师资格考试，才能给患者看病。

第三，选择合适的科目。 截止到 2022 年，我国已经有 29个省分批实行了新的高考制度，不再进行文理分科，而是采用"3+1+2"或者"3+3"的选科模式。"3+1+2"模式是指，除了全国统一要考的语文、数学和英语，你还需要从物理、历史中选择 1 门，从思想政治、地理、化学、生物中选择 2 门作为报考科目。"3+3"模式是指，除了语文、数学和英语，你还需要从物理、历史、地理、化学、生物、思想政治中选择 3 门作为考试科目。

---

1. 刘燕主编：《这才是我要的专业》，新世界出版社 2022 年版。

那么，想成为医生的话，究竟该如何选择呢？首先必须选的科目是物理，其次是生物或化学。具体报考时，你可以登录所在省份教育考试院的官网，查看近几年本省的高考招生计划，上面会有各院校对选考科目的具体要求。[1]

第四，选择合适的学制。临床医学的学制分为五年制、六年制、七年制、八年制，其中五年制和六年制都是本科制，六年制比五年制多一年专业外语的学习，七年制为本硕制，八年制是本硕博连读制。

如果你的高考分数比较高，建议你首选八年制。因为从时间上算，八年制肯定是性价比最高的。如果你先读了五年或六年的本科，之后再去考研、考博，同样是博士，可能就要多花好几年的时间。并且经过八年制的连续训练，你整体的素质，无论是临床能力、科研能力，还是英语能力，都有更大概率比本科生、本硕生要好。如果你分数不够高，无法报考八年制，也不用灰心，因为据行业观察，八年制的学生和其他学制的，在后期发展上并没有明显的差异。[2]

第五，选择适合的学校。选择什么学校和选择什么学制是息息相关的。如果你希望读八年制，国内开展八年制的学

---

1. 高三网:《临床医学要选什么科目，如何选科》，http://www.gaosan.com/gaokao/511862.html，2022 年 12 月 20 日访问。

2. 本段内容来自本书受访者张凯医生。

校有十八所，包括北京协和医学院、北京大学、清华大学、南方医科大学、中山大学、陆军军医大学、复旦大学、海军军医大学、上海交通大学、华中科技大学、武汉大学、四川大学、中南大学、空军军医大学、浙江大学、中国医科大学、南京大学、山东大学。

其中的北京协和医学院虽然不是985、211，但历史悠久，在医学院体系中位于金字塔的顶端。你如果考上这里，那么毕业后的发展肯定会相对不错。

即便你不打算读八年制，如果分数较高，你也可以参考以上名单进行报考。这些学校都是国内排名前列的医学院校。除此之外，你还可以参考中国医学科学院每年公布的"医学院校科技量值（STEM）排名前十"的医学院名单，里面除了以上提到的多所院校外，还有其他没有开设八年制，但学科实力非常强悍的大学。

如果你的分数不够高，建议你首先考虑学校的综合声誉和学科实力，其次考虑学校所在的地域。北京、上海、广州这样的一线城市或沿海一带经济发达的地区都是不错的选择，因为我国的医疗资源大部分都集中在这样的地方，在这些地方学习，你不仅有机会接触到好的老师，还可以见识到更前沿的医疗科技和工作方法。

第六，去实地考察。在有了意向学校之后，你可以利用自己的课余时间，或者高考出分前一个月的时间，去意向学校实地考察，问问师哥师姐们学习这个专业的真实感受，然后再做出最适合自己的选择。

做好高中阶段的准备，是你在成为医生的路上迈出的第一步，也意味着你距离成为一名优秀的医生更近了一步。

经历完激烈的高考，现在，你已经进入大学阶段，成为一名医学生了。进入大学后，可能你会发现其他专业的同学可以谈恋爱，可以到处玩，过得比高中阶段轻松多了，而无论你选择了什么学制，由于本科阶段的前三年基本上都是以理论基础学习为主，你的学业压力都非常大。光是专业基础课程，你就需要学习人体解剖学、内科学、外科学、组织胚胎学、病理学、生物学、诊断学、病理生物学、外科总论及手术学、妇产科学、儿科学、传染病学，等等。除此之外，还有专业课、专业选修课，以及实践课程需要学习。书堆起来简直比人高，几乎天天是"高考"。

面对如此繁重的学业，你可能很迷茫，自己努力的方向应该是什么？如何学习，才能让自己在未来正式进入医院后有机会发展得更好？接下来，张凯医生、何方方医生分别给你提供了建议。

进入大学后，要往哪个方向努力

▌思维培养：科研思维，影响发展的关键因素

·张凯

进入医学院后，你可能一边感到有些迷茫，一边又觉得压力很大。迷茫和压力大的根本原因是，你不清楚自己如何学习才能比周围的同学更出众，才能在未来有机会发展得更好。如果不把这个问题想清楚，即便每天去图书馆学到凌晨，你也很难看到自己有明显的提升。那究竟应该怎么办呢？我的观察是，**如果说有什么能影响毕业后的发展，除了你在学校里的理论知识学得扎不扎实外，很重要的一点是，你在大学期间是否培养了自己的科研思维。**

原因很简单。第一，如果在学校里发过几篇很好的论文，将来找工作的时候，肯定会更容易。第二，从长期来讲，如果你想发展得好，肯定需要拼你的科研能力。比如对医院地位影响很大的中国医院科技量（STEM）排名，看的就是医院整体的科研水平。如果你想在医院里得到重视，成为医院的骨

干人才，这方面的能力一定得特别突出才行。第三，科研能力也会影响你的行业地位，如果你想竞选所在专业的学会主委，靠的也是你在科研方面的产出。

支撑这种能力的，就是**科研思维。这是一种通过统计、分析、研究、实验，以及论文撰写等方式，不断培养出来的思维能力。**

比如，像我们治疗癫痫，需要依据患者发作的症状、头皮脑电图[1]和影像检查的结果来准确判断癫痫病灶所在的位置和范围。然而有时，靠这些检查不能准确判断病灶位置，需要给患者做颅内脑电图[2]，进一步定位。这样就需要在患者脑内植入多根非常细的电极，会在一定程度上增加患者的痛苦和经济负担。

事实上，并不是所有患者都需要埋藏颅内脑电极，真正需要的是头皮脑电图结果不典型的患者。但是问题来了，如何定义头皮脑电图的不典型呢？既往文献没有给出过准确的答案。如果面对此情此景，你想自己做出合理的判断，就需要具备科研思维，回顾和分析过往诊治过的患者和大量的病例资料，才能有针对性地准确治疗患者，避免增加患者的痛

---

1. 将电极贴在头皮表面采集脑电信号。

2. 把电极放到大脑皮质表面或深部，直接记录脑电信号。

苦和经济负担。

如果你想训练科研思维，就不能停留在简单的观察性研究上，也就是认为一个事物的发生，是另外一个事物发生的原因，这样得出的结论往往是不严谨的，容易出错。比如，我们都知道吸烟可能导致肺癌，那么该如何得出这个结论呢？我们可以对比两个人群，一组吸烟，一组不吸烟，两组各 100个人，开始进行观察时身体都很健康，10 年后观察两组的肺癌发生率，结果发现吸烟人群比不吸烟人群更高。这就是观察性研究得出的结论。乍一看是严谨的，实际上并不科学，因为两者之间没有内在的相关性。

我们可以接着再做一个研究，一组饮酒，一组不饮酒，10年后观察两组的肺癌发生率，结果饮酒的人得肺癌的比例更高，这时候很多人可能会得出结论：饮酒是导致肺癌的主要原因。这个结论显然是错误的，但我们却通过观察性研究得出了类似的结果。为什么会有这样的现象呢？因为我们在这个研究里，忘记了很多饮酒的人同时也抽烟，导致肺癌的原因不是饮酒，而是抽烟。如果我们只通过观察性研究做科研，就会得出错误的逻辑关系。拿着观察性研究得出的结论去找好杂志发表，人家是不会接受的。

所以，你要进行的是干预性研究。**所谓干预性研究，是指对某个结构进行干预，观察某一功能是否受到影响，如果**

受到影响，则证明该结构与这一功能有关。比如你想研究某一脑区，看看它和识别人脸之间有没有关系。你想证明，我们的大脑在看见人脸时的反应，和看见一座山、一栋房子、一条河、一个苹果时都不一样，有一个脑区专门负责识别人脸这个功能。

那该如何证明呢？你不能直接在实验者的大脑里安装电极，然后给他看上面提到的这些东西以及一张人脸，观察在他看到人脸时，这一脑区是否被激活了，而是要进行干预性研究，就是用电刺激这根电极所在的脑区，然后你会发现，看见人脸时，人脸在实验者的眼中发生变形了。由于是你干预了人脸识别的正常进程，就能反过来证明这个地方是负责人脸识别的脑区。所以在科研因果关系的建立上，干预性研究的证据等级高于观察性研究，也更科学严谨。

当然，仅仅在学校里自己琢磨、闭门造车肯定是不行的，你还需要去寻找一些资源帮助自己提升。以下提供两个方向给你参考：

第一，去医院实习时，如果非常认可哪位老师，也就是带你的医生，你可以主动去和对方沟通，说自己希望参与对方的科研项目。

第二，大型的医院、医学院都定期有讲座，你可以关注相关信息，多去听讲座。在讲座上，除了能够收获知识以外，你还有机会认识行业里优秀的前辈，增加自己参与好的科研项目的机会。

临床见习：把握基础理论到临床之间的转折点

·何方方

作为医学生，你要学的基础理论非常多，只有靠下苦功才能记住。但是，要想从一名仅仅掌握基础理论的医学生，成为一名胜任的临床医师，你还需要经历一个转折点，那就是见习课。

见习课就是老师带着你们去医院，挑选几个典型阳性病例进行病情分析，比如从患者的哪些体征可以看出他得的是什么病，病情会如何发展，等等。所以，这门课程，其实就相当于你接触临床的第一步。当然，这也就意味着，你在这门课上的学习累积，也会影响你未来进入临床工作时的表现。

那应该如何上好见习课呢？**第一，在去医院见病例之前，你要进行预习，把所有可能用到的知识全部预习一遍。**比如，第二天见习课要见的是心脏病患者，你就要提前预习心脏病患者的临床症状有哪些，身体体征有哪些。不然见到了患者，你也看不出来他的问题。

预习的时候，你不能仅仅停留在知道的层面，还要去查资料，去请教老师、同学，把不懂的地方都弄明白。比如"肺部啰音"，就是患者的肺部除了有呼吸声，还有其他不明的杂音。如果肺部有这种杂音，很有可能就代表患者的肺部感染了。如果你只记得一个啰音，而没有把意思弄明白，那即便从患者肺部听到杂音了，你也不知道是怎么回事，老师讲的时候，你也听不明白。

第二，见习时，要跟着老师的思路走。见习课老师可能会先引导你和同学们进行问诊、查体，再自己对患者病情进行总结、分析；也有可能是老师先问诊、查体，然后让你们总结他问诊先问的是什么，查体是从哪里查起的，患者的病史都包括哪些内容，最后查出了患者哪些阳性体征，最后再总结、分析患者的病情等。无论怎么做，老师其实都是在用临床思维带领你们，所以你要跟着老师的思路一步步走。

过程中，如果有任何疑惑，你都可以向老师提出来。比如，你听患者肺部的时候，没有听出啰音，但你观察到了患者的其他一些情况，认为患者有可能有某种疾病，和原先诊断的不一样，你也要提出来。即便提错了也不要紧，因为老师肯定会根据你说的情况进行进一步分析、解答。这样，你就能对临床工作建立起初步的思路。

临床见习的时间，可能每个学校不一样，但核心都是，你要通过这个过程，通过学会把理论知识实际运用到临床中，初步建立起临床思维。

结束了在校期间的四年学习，马上你就要进入大五阶段了。这一年，你会以实习生的身份在医院进行实习。顺利度过实习生涯，完成本科阶段的毕业论文，达到毕业标准后，你会获得医学院颁发的毕业证书和学位证书。

但你还不能直接成为一名医生，你还需要报名参加住院医师规范化培训。你会从"内外妇儿"中选择大的专业方向，在规培时进入专业下属的科室进行轮转，每个科室轮转三个月，共计三年。每年你都要通过规范化培训考试，在第三年通过结业考试后，你就能获得住院医师规范化培训证书。

在接受规范化培训一年后，你就可以报名参加执业医师资格考试，获得执业医师资格证。这样你就拥有了我们国家成为临床医生必须具备的四证，也就是临床医学毕业证、学位证、住院医师规范化培训证和执业医师资格证。

如果你是本硕生，或本硕博连读的学生，在大五你也会进入医院实习，进入硕士阶段后，则是一边学习，一边接受为期两年的规培，除了时长缩短一年外，其他都和本科生一样，考取证书的方式也一样。

　　实习和规培本质上是希望提高你的临床能力，但很多经历过的人认为，自己好像被当成了廉价劳动力，没有学到什么东西。所以，接下来我们去看看，在实习和规培阶段，你要如何学习、成长。

实习、规培阶段该如何成长

· 胡大一

进入实习和规培阶段，你就有大量的临床实践机会了，这时你该如何成长呢？

患者对好医生的评价，很重要的一点是，别的医生看了半天，检查做了一大堆，都找不到病因，而好医生做点简单的检查就找出原因了。想做到这一点，美国的"**五指诊断模式**"非常值得你借鉴。这是一种医生诊断患者疾病的成熟流程。

第一，大拇指，问诊。首先，你要问患者病情，了解患者的主诉，也就是最主要、最突出的症状，并详细询问主要症状的特征，例如主诉为胸痛的患者，你要了解他胸痛的部位、疼痛的性质特征、持续时间、与运动有无因果关系、缓解的方式等。其次，你要问患者的心情；再次，问患者的工作、生活经历与事件；最后问患者的性格。

第二，食指，为患者做物理诊断，也就是望触叩听。

第三，中指，为患者做经验证行之有效、无创、价廉的临床检查，包括心电图、胸大片和血尿便常规。

第四，无名指，为患者做无创、成本合理的补充检查，包括运动负荷心电图、动态心电图、动态血压、睡眠呼吸监测等。

第五，小拇指，如果有必要，才做高成本或有创伤的检查，如冠状动脉CT、磁共振、冠状动脉造影等。

从我当医生的经历来看，相当多的心血管疾病靠前三步就可以诊断出来，必要时再用第四步，只有少数患者会用到第五步。但现在有些医生本末倒置，不问病史或者非常简单地问病史，不戴听诊器，叩诊不细致，忽略心电图、胸片这些基本检查，直奔最贵的创伤性检查，标榜那些才是金标准[1]。这样做，不仅让患者花钱、受罪，医生本人的能力也毫无提升。所以，如果你想在临床实践中成为一名优秀的医生，这五个步骤是你应该遵循的最基本的顺序，也是在临床实践中锻炼成长的关键。

你见过老医生做手术吗？游刃有余，临危不惧，背后就是基本功在支撑。所以顾晋医生和胡大一医生都强调，不管技术未来发展到什么程度，别被新技术绑架，练好基本功。

---

1. 当前临床医学界公认的最可靠的方法。

而且基本功是童子功，要是基础没打牢，以后进入临床工作，就很难补回来了。

等到规培结束后，你会面临两个重大的选择：未来工作的临床科室和工作的医院。拿临床科室来说，内科分为心内科、呼吸内科、消化内科、血液科、内分泌科、风湿科等；妇产科又包括妇科和产科，产科里又细分出了生殖医学科；外科包括普通外科、骨科、耳鼻喉科、心外科、胸外科、神经外科、泌尿外科等。面对几十个科室，你要如何选择呢？对你的发展影响很大的工作平台，你又该如何选择呢？

职业定位，要如何选科室、选医院

▌科室选择：扬长避短，走"少有人走的路"

·胡大一

我国医生的成长道路很绝对化，几乎是一条路走到底，大多数人在学校里选了什么专业，一辈子就当那个科的医生。我在同济大学医学院当院长时，亲眼看到很多学生对未来其实是非常迷茫的。有的人甚至都不知道自己能不能当好一名医生，更别说要当什么科的医生了，很多人是在稀里糊涂的情况下选了科室。

但规则不会因为你迷茫、你还没想明白而改变。那么迷茫之时，是看看师哥师姐的选择，还是在网上看看其他人的建议？我觉得都不是。因为如果根据别人定义的标准做选择，你是很难坚持下去的。

那么，到底应该怎么选择科室呢？

首先，你要结合自己的内在标准做选择。所谓内在标准，就是你的感受，你是不是真的喜欢这个专业。我认为这是

最重要的。如果你自己没兴趣，遇到一点困难就想逃避，整天非常苦恼，甚至非常痛苦，那你肯定做不好。兴趣是最大的动力，别人认为你过得苦，但你自己认为值得，觉得每天过得有价值，你才有机会深入下去，才能在高压的工作环境中保持愉悦，稳定地成长。就跟跑步一样，有人把跑步当酷刑，跑一步痛苦一下，有人却把跑步当享受，最后的结果能一样吗？

其次，是根据自身的条件，懂得扬长避短。成功的人，大概率都是懂得规避短处、把长处发挥得淋漓尽致的人。这一点在医学界也不例外，因此你要善于发现并了解自己擅长的方向。比如，你的手非常灵敏，非常巧，对手术的悟性也高，那你选做手术，可能就比其他人发展得好。在医生这个行业里，的确有喜欢但不合适的人。比如达尔文，他很喜欢医学，曾经选定了医生作为职业，但他晕血，就只能去做研究了。再比如，有的医学生特别喜欢外科，结果一上手术台就发抖，肯定就得换到其他科室了。

最后，你要看哪些领域存在还没被满足的需求。很多医学生选专业时，会选风头正劲的科室。比如心内科，很多人觉得它收入高、领域大，容易写论文、晋升职称。这其实是缺乏长远考虑的。其实心内科过去也曾备受冷落，不属于热门科室，后来才经历了众人拾柴火焰高的发展过程。并且，目前发展好的科室，所有人都想去，千军万马过独木桥，你能保证抢到位置吗？那些科室高手如云，你能做出独创性的东西，成为专家吗？

据我观察，成功的人，大多有智慧去发现未被满足的需求，然后努力成为满足需求的人。比如世界"有氧运动之父"库珀，他本人是学医的，当时所有医生都陷在"有病给人治病，没病等病复发"的模式中，他却早早发现通过运动可以实现提高免疫力、预防疾病的效果，于是就把运动融入了医学之中，弥补了行业短板，取得了自己的人生成就。

当所有人都在往一条路上挤时，你要问，还有别的路吗？"少有人走的路"背后，会有更多待发掘的宝藏。

平台选择：看自己未来想成为谁

· 马长生

大多数人想当医生，心里想的肯定不是当一名普普通通的医生，而是成为医院里的金牌医生，获得患者、医院和社会的认可。但这样想其实还比较抽象，你要问问自己，是想成为一名优秀的医生，还是一名卓越的医生。因为不同的目标决定着不同的平台选择。

在医生这个行业里,你所在的平台基本就决定了你的能力。举个例子。两名省会城市医科大学的毕业生,一名留在了大学附属医院工作,另一名去了县城的医院。十年后,县城医院的医生来这所大学附属医院进修,他的老师就是当初留在那里工作的同学,这就是差距。

所谓"优秀"的医生,是指你成为某个城市最好的医生之一。如果你抱有这样的想法,那就没必要进入大平台,比如一线城市的三甲医院,或者像华西医院、郑州大学第一附属医院这样级别的医院。因为即便身处最普通的医院,只要你付出足够的努力,对于每天临床工作中遇到的问题、自己不足的地方,都想办法去找人请教、学习,在看上级医生或者其他高手医生做手术时,别人只看一遍,你看三遍,再通过实际操作练习,你就有可能成为一名优秀的医生。虽然你在专业技术和学术科研上,的确没法和大平台的医生相比,但你在当地也很受尊重,很有成就感。

而"卓越"的医生,是指有特别突出的成就,成为国内顶尖的医生,甚至未来有机会成为行业的引领者,做全世界最尖端的科技研究。如果你怀着这样的目标,那就只能努力进入大平台了。为什么呢?因为进入了这样的平台,身边都是高水平的医生,学术氛围也很浓厚。每天看病、做手术、做研究，你都是跟着行业里最前端的那拨人学习，能力水平肯定会突飞猛进。同时，这样的平台有最好的设备支持你做尖端的研究，你获得国家科研基金的概率也会高很多。虽然进入大平台并不意味着你达到目标了，但未来你成为行业引领者的概率，要比别人高很多。

你可以再看看协和医院何方方医生的建议，她详细地分析了不同平台造成医生能力差异的原因。

平台差异，源自视野、环境、资源

· 何方方

同样一位医生，身处不同的平台，能力通常会有所差异。造成这一现象的原因，我觉得主要有以下三点：

第一，视野。身为医生，你的视野就是你见过的病例数量和疑难杂症数量。如果你治疗病例的数量不够，没有见过太多疑难杂症，那很多病你根本就不会治。目前大多数患者，特别是疑难杂症的患者，更多会选择一线城市或省级的三甲医院治疗，如果你进不了这样的医院，能力的提升会受很大局限。

第二，环境。我经常说的一句话是："在协和熏过。"这种熏陶是有形的，因为在协和医院，有机会见到、学习不同高手的工作方法，也能经历更完善的培训。这种熏陶也是无形的，周围人的工作态度、精神面貌，以及谈吐中流露出来的学识涵养，遇到难题时、经历挫折时，周围人身上的信念感，都会影响你。长期在这样的环境中成长，你受到的积极影响会是巨大的。

第三，资源。和大部分行业一样，医生从业所需要的人脉资源、科研资源也都集中在一线城市。如果在一线城市的三甲医院工作，那你的行业地位，比如成为某某学科学会主席、委员的概率也会增加。

你可能有点困惑，现在很多民营医院口碑都不错，待遇也很好，可以选择吗？当然可以。

但是据胡大一医生介绍，民营医院其实应该是公立医院的补充，提供公立医院所不能提供的医疗服务，但目前国内的民营医院大多缺乏准确的定位，是在和公立医院抢同一个碗里的饭，公立医院做什么，民营医院就做什么。同时，民营医院存在行业规范度不够、患者数量较少的情况。

结合几位医生关于平台选择的建议，你可以先选择进入公立医院拿到编制，晋升为副主任医师或主任医师，对临床、医学产生了自己的认识，有突出能力后，再考虑进入合适的民营医院工作。

　　好了，现在的你，对于科室、医院，都有了自己的目标，那么，如果你想进入三甲医院这样的大平台，你需要符合哪些标准，才能获得目标医院的认可，顺利通过招聘呢？让我们一起去看看。

国内三甲医院的专家，招聘主要看哪些地方

▌门槛低，上升要求多元

· 马长生

在美国，最终能当上医生的人，基本都是处于金字塔尖的人——在求学阶段，无论你是在常青藤学校，还是在州立大学，成绩都需要排在前 10%，这相当于在 100 个学生里，你必须成为前 10 名，才有机会申请当医生。但在中国，当医生没那么难，只要你接受了正规医学教育，拿到相关证书，就可以了。

那在中国难的是什么？和任何行业一样，如果你只是想找一份普通的工作，在哪里都比较容易找到，但如果你想进入最好的平台，成为其中的一员，难度系数肯定是加倍的。

拿学历来讲，如果你是大专或本科学历，基本上只能去县级医院、社区医院这样的基层医院工作；如果想进入市级医院，你的学历一般得是硕士；如果你想进入省级或一线城

市的三甲医院，或者三甲医院里的重点科室，你的学历必须得是博士，有的医院还会要求必须有在博士后科研流动站或者博士后科研工作站工作的经历。

但学历只是你的敲门砖，因为想进入同样一家医院的人，学历都和你差不多。那你要如何脱颖而出呢？如果你来我这里面试，我一般还会有两个标准：

第一，你的专业能力，包括临床实践能力、诊疗水平、科研能力。临床实践能力、诊疗水平可能不能直接在面试里看出来，但我会从侧面来看。首先，无论你是在学校，还是规培阶段，都是有专业老师给你打分、给你评价的，他们给你的分数、评价，一定程度上能反映你的表现。其次是看你受过什么样的培训，比如你的实习和规培都是在协和医院完成的，你学习的是协和医院医生工作的标准，而你的同学是在一个普通三甲医院完成实习和规培的，那你肯定要比他更加分。

看科研能力是因为，社会转向创新，科研成为医生工作中非常重要的一部分。所以，我要看你有没有在核心期刊上发表过文章，国内、国外的都算，论文有没有上 SCI[1]。分值、数量

---

1. Science Citation Index，科学引文索引，世界著名的三大科技文献检索系统之一，是国际公认的进行科学统计与科学评价的主要检索工具。SCI 通过论文的被引用频次等的统计，对学术期刊和科研成果进行多方位的评价研究，从而评判一个国家或地区、科研单位、个人的科研产出绩效，来反映其在国际上的学术水平。

上虽然是越多越好,但这里面我还会考虑,有可能另外一位同学参与的项目刚好处于高产出的状态,结果发了高分文章,而你的能力实际上比他还高,但你导师选择的研究没有达到预期,你发不出好文章来。所以我还要看质量,重点看你做过什么研究,参与了什么研究,甚至是主导了什么研究。

第二,你的综合素质。这里包括你是否具备和患者打交道的能力;是否有善良、温和的品质,愿意和患者沟通,理解、共情患者的痛苦;是否有一份爱心,希望替患者解决他的疾病痛苦;以及,你是否有乐观、积极的品质,能在患者承受痛苦时给他正面的信心,当遇到工作上的压力,比如手术中面临紧急情况时,不被危机吓到,有必胜的决心,同时也能在高压的工作强度下,通过自己的积极、乐观,去感染同科室的人。这些素质看起来很平常,却是医生必备的。如果你只是在医学的某个点上很突出,但就是不愿意和患者打交道,也不能体会患者的痛苦,那么你可能更适合去那个点上发展,比如去做研究,而不是当医生。

马长生医生提到的你在什么样的医院受训过,也是何方方医生在招聘时格外看重的地方。除此之外,如果你想去协和医院这样的地方应聘,何方方医生还会格外看重两点:

第一,你是否有奉献精神,就是能不能把患者放在第一位。当医生经常不能准点下班,需要值夜班,没有正常的节假日，陪伴家人的时间也少，如果患者和家人同时生病，更多时间是要留给患者的，所以，你必须得有奉献精神才能坚持下来，才能当好一名医生。

第二，你是不是有责任心。患者信任你，把性命交给你，你必须有超强的责任心，替患者负责，为患者解决问题。

另外，还有一项非常给你加分的重要技能，我们一起去看看。

英语好，会成为应聘加分项

·张凯

我招人的时候，会重点看英语水平。你可能会问，医生又不是在外企工作，为什么英语那么重要？

原因有以下几点：首先，你如果想晋升，必须要读文献、写论文，否则你的论文质量就不会高，只能投国内期刊，而这样的期刊在 SCI 上的影响因子[1]大多是比较低的，你往上晋升

---

1. 国际上通用的期刊评价指标，它不仅是一种测度期刊有用性和显示度的指标，也是测度期刊的学术水平乃至论文质量的重要指标。

时就很困难。其次，医生需要参加大量的学术会议，和国外同行交流最新的学术思想、医疗技术等。如果你的英文不好，就很难和大家进行交流。最后，从长远来看，如果你想站上世界的舞台，引领或主导国际治疗指南的制定，你的英语不好，就很难让其他国家的人听懂你在说什么，也就不容易得到认可。

所以我在招聘时，甚至是招研究生时，如果对方的英语不好，我会介绍他去别的医院或别的导师那里。当然，如果你去的不是一线城市三甲医院的重点科室，要求可能没有那么高。但无论你在哪里的医院工作，我都建议你，学好英语。

了解完三甲医院专家的招聘要求后，接下来，我们的职业预演就到了正式工作阶段。这时，你刚进入医院工作，在职称上属于住院医师的级别，你会被前辈称呼为小医生或小大夫。你的大部分工作是接诊住院的患者，还不能独立出门诊，如果出门诊也需要在上级医生的指导下工作。

你在手术中担任的是助手角色。手术时，通常会有一助和二助，如果是大型手术，还会有三助、四助。一助有机会操作手术中的一些关键步骤，主刀医生如果变更手术方式，也会和一助商量。但你此时很难当上一助，更多是二助或三助的角色，所做的工作一般是拉钩[1]、扶住手术器械或清理杂物这样的工作。

无论是住院接诊的工作，还是手术工作，你面临的都是临床经验不足、实践性不够的问题。所以我们将为你指出你需要重点注意的地方，以及在手术助手阶段提升自己的方向。

当然，如果你在非一线城市的医院工作，可能会更快成为一助，或者更早独立出门诊，但因为这类医院的患者相对较少，你受到的历练也相对有限，所以面临的核心挑战是一样的。

值得你注意的是，非常专业的诊疗和病理知识，会有专业的书籍或老师来教你，以下你所看到的内容，都是受访高手们在临床累积的经验之谈，主要目的是让你提前知道成长的方向，让你在真实的工作中面对挑战时，有更多可参考的经验。

---

1. 用手术拉钩器牵开切口。

◎ 正式工作

如何累积，才能应对临床经验不足

▍病史采集：反复追问，找到诊断的关键线索

· 张凯

在向患者或患者家属采集病史时，你很有可能面临一个困境：他们提供的信息大部分都围绕着过去的症状，而且是碎片化的，不全面。比如，过去得过什么病，到哪儿看过病，医生给我吃过什么药，等等。这时你要怎么办呢？是他们提供什么，就追着往下问吗？如果这么做，你很有可能问了半天，最后对疾病的诊断没多大帮助。

我的建议是，首先你要根据他们提供的症状，进一步了解症状背后的病因。比如一位妈妈带着得了癫痫的孩子来住院，你做病史采集时，孩子妈妈说孩子得过脑炎，此时你就要追着脑炎这个症状问，孩子多大得的脑炎？得脑炎的时候发烧了吗？发烧烧到了多少度？当时孩子昏迷了吗？是在什么

级别的医院诊断的脑炎？当时针对脑炎，医生给孩子做了哪些治疗？在那里住了多久的院？出院后，孩子有没有出现后遗症，比如认知、性格方面的改变？

之所以要问得这么全面，是因为病因是不可能一两句话就问清楚的。而且你要记住，很多疾病的诊断是没有金标准的，患者所说的疾病，有可能是被过度诊断的。

比如病毒性脑炎和细菌性脑炎的诊断就常常被混淆。这是因为两者的症状相似，都是发烧、呕吐。但细菌性脑炎通过看中性粒细胞的情况，基本上就能确诊；而病毒性脑炎因为病毒很难分离，体积也远远小于细菌，诊断时很难找到病毒的特异性抗体，所以不仅诊断难，具体确定是哪种病毒也很难。

所以，有的患者得的是病毒性脑炎，但乡镇医院或者小卫生院的医生一看患者有发烧、呕吐症状，直接就诊断成细菌性脑炎，然后给患者输点液，就让他回去了。因此，如果不问清楚，你收集到的就很可能是之前错误的诊断信息。

除此之外，追问和症状相关联的细节也非常重要。患者对疾病的认识是片面的、不完整的，很多时候即便出现了一些症状，他自己也并没有意识到。比如关于癫痫，大多数人只知道发作时人会丧失意识、口吐白沫、四肢抽搐，但他们不知道,早上起床突然打了个寒战也属于癫痫发作的症状。

我接待过一名十几岁的患者,询问症状时,他说他就抽搐过两次。但我看了他之前做过的脑电波检查,发现存在肌阵挛性癫痫[1]的典型特点。但令我有点疑惑的是,他在认知方面和其他正常孩子没有什么区别,于是赶紧问他有没有早晨起床时突然抖一下。他说有啊,经常有。这就属于典型的青少年肌阵挛性癫痫了。

还有的疾病,看起来像是癫痫发作,实际上根本不是。比如患有线粒体脑肌病的孩子,发作时会伴随着癫痫的症状,但这种病还有一个症状是运动不耐受,就是正常的孩子出去玩大半天都不知道累,而得这个病的孩子,可能玩一小会儿就累了。这种细节,患者和患者家属很可能完全没有意识到,必须靠医生有意识地去问。

正确地询问病史,对诊断、后续的治疗方案、做手术时的手术指征、手术方案的选择等都会产生影响,这一步如果没有做好,很可能会导致后续诊断出错。当然,这一步也考验着你对疾病的认识,一定要把要点记在脑海里,时刻提醒自己。

---

1. 全身性癫痫疾病的一种,症状通常表现为上肢或下肢无意识地发生痉挛、抽搐,并伴随一定的认知发育迟缓。

体格检查：一手资料，破除疾病的伪装

· 何方方　张凯

虽然现在有各类检测仪器，可以令诊治节省很多时间，但很多微妙的、模糊的细节，是没有办法完全依靠机器检测的。比如子宫内膜异位症，虽然子宫的变化可以通过 B 超看出来，但隐藏在子宫后面的小结节，B 超根本检查不出来，得靠人的手一点点摸出来。因此可以说，查体[1]是你获取第一手资料的重要渠道。但你往往会发现，同样是查体，自己和工作多年的医生获得的资料却相差甚远。这背后的原因其实是你查体的方法不对。

首先，查体要抓住重点。你在询问患者病史时问出来的重要疾病信息，就是你要抓的重点。比如你负责的患者需要做后头部的癫痫手术，但是后头部做手术切除的话，很容易影响患者的视野。如果在病房，上级医生问起，你查视野了吗？你却没有查，那你就等着挨骂吧。再比如，你在询问病史时，患者告诉你，他得过甲状腺疾病，而这种疾病会引起患者的眼部疾病等，那你就要着重检查他的眼球是否有非节律性的、非自主性的震颤等。

其次，筛查出不正常情况。比如查体时，我们会让患者

---

1. 即体格检查，指医生通过"叩触听闻"和仪器等对患者进行身体检查。

躺下，全身放松，用右手食指、中指指端放在患者肚子上深压。如果压到右下腹时患者突然有剧痛的反应，那就是不正常的情况。那个位置剧痛，很有可能是患者的阑尾、右输尿管出现了病变，女性患者还有可能是子宫附件、右侧卵巢等出现了病变。

还有一种情况是反跳疼，就是当你的手指往腹部深压时，患者不疼，但当你把手拿起来时，患者出现了强烈的疼痛。这时你就要考虑患者是否有内出血或炎症的问题。再比如听诊，你戴着听诊器从背部听患者的呼吸，如果开始听着还挺正常，结果听着听着，发现听不清了，这时你要请他转过身，用手叩他的前胸，听他胸腔里的声音实不实，如果不实，那就要考虑患者是不是有肺部积水的情况。

最后，你在查体过程中，除了要考虑局部问题，还要考虑其他问题。因为患者的症状中有可能隐藏着其他暂时未知的疾病。比如你查出患者有腹水问题，那你就要考虑其他可能导致腹水问题的疾病，比如心功能不全、肾功能不全、卵巢肿瘤等。

再比如，癫痫是一种症状，不是独立的疾病，有六大病因都会引起癫痫，其中一类就是肿瘤。如果一名患者的症状看似癫痫发作，同时又伴有抽风、头痛、恶心的情况，那就有可能是颅内肿瘤引起的。

还有一类副肿瘤综合征。恶性肿瘤不仅会影响人的器官功能，比如长在肝脏上影响肝功能，长在肺上影响呼吸功能，而且本身具有分泌特性，会分泌一些抗原体，使身体产生抗原体反应。这种反应不仅攻击肿瘤的抗原体，还会引起人体的自身免疫反应，继而可能导致自身免疫性脑炎，最后引起癫痫。如果你想不到这些情况，只考虑了癫痫的症状，那你的治疗是无法继续下去的。

有个成语叫"狡兔三窟"，用来形容善于伪装、隐藏的狡猾的人，其实用来形容疾病也很合适。因为疾病往往伪装成各种样子，让人的身体产生各种迷惑医生的反应。而查体就是通过接触患者的身体，看透疾病的各种伪装。

诊疗思路：根据事实，反复推算

· 张凯

一名刚开始临床工作的新手医生，最缺乏的是什么呢？我认为是诊疗思路。诊疗思路可以说是有经验的医生和新手医生最显著的差别之一。那么，如何建立诊疗思路呢？是工作时间长了，自然就有了吗？当然不是。我根据自己的临床经验，总结出建立诊疗思路的几个步骤，具体如下：

第一步，当你给患者看病时，你要先问问自己，患者真的是这个病吗？你可千万别以为患者来看什么病，就代表他是什么病。这倒不是说患者在诈病，在欺骗医生，而是患者的有些症状属于心因性发作，就是由心理原因造成的身体反应，比如胃胀、身体某部位疼痛等。这样的情况，在临床上属于假性发作。还有很多病症状相似，会让患者误认为自己得了某某病，但实际上并不是。就拿胸痛来说，肺炎、肺癌、肺梗死、心绞痛等，都会有胸痛的症状。

比如患者来看癫痫，说自己突然出现发作性睡病，就是突然进入小睡状态了。这种状况，有可能是癫痫引起的，也有可能是精神过度疲倦导致的，甚至更有可能是心脏疾病导致的昏厥。那你就要先弄清楚，他得的真是癫痫吗？他到底得的是什么病？

第二步，你要问自己，患者的发作属于什么类型。发作是指患者身体经历过的一次事件，你要给这次事件归类，因为针对不同类型的发作，所选择的药物是不一样的，手术方案也不一样。比如患者有心律失常，发作过心悸，那你就要想这次发作是属于窦性心律失常，还是房性心律失常，或者是室性心律失常。再比如癫痫发作，你要从发作情况来判断，他是否属于某些特殊的癫痫综合征，甚至是癫痫性脑病。

前两步都是症状诊断，只是把疾病的大范围圈定了，第三步，**你要继续把圈定的范围缩小，考虑患者的病因是什么。**每种疾病都有自己的病因，癫痫大致有六大病因，我们外科医生比较关注的是其中的结构性病因[1]。我之前有位患者40多岁才发作癫痫，虽然他的脑结构影像中有海马硬化现象，但是他发病时间较晚，发作比较频繁，又出现了一些性格上的改变，因此我怀疑他的病因不是海马硬化，而是自身性免疫脑炎，因为后者会导致癫痫反复发作，并使患者出现古怪的行为。于是我就让患者去做了病因检查，如果通过检查确定了病因是自身性免疫脑炎，就可以采取免疫抑制剂治疗，不用开刀做手术了。

同样是海马硬化，另外一位患者却是完全不同的情况。他年龄很小，不只发育、认知水平落后于其他孩子，还伴有高热惊厥[2]和热敏感[3]，基本上洗个热水澡都会抽搐。此外，他还出现过肌症挛发作，因此我怀疑他是 Dravet 综合征[4]。这是一种据称患者"一出生就被判了死缓"的疾病，会导致一个20岁的年轻人，实际的大脑发育年龄只有 12 ~ 15 个月，可以

---

1. 指癫痫患者的大脑结构异常。

2. 多发于 5 岁以下的儿童，主要表现为体温升高时突然发生的全身或局部肌群的强直性或阵挛性抽搐，双眼球凝视、斜视、发直或上翻，伴有意识丧失。

3. 在摄入热的食物或饮料、洗热水澡、运动后，会出现过敏反应。

4. 一种在婴儿期出现症状的发育性及癫痫性脑病，较为罕见。

说一旦遇到，就是一个家庭的灾难。这种病很难治愈，并且患者容易在癫痫发作时猝死。

我一看孩子的这些情况，就赶紧安排他做了相关的基因检测。这主要出于两点考虑：第一，如果确定是 Dravet 综合征，那这个孩子的治疗就要分秒必争；第二，如果真的是这个病，即便动手术切了孩子的海马体，也没办法治好他的癫痫。所以要先确定病因，避免给患者做没有效果的治疗。

第四步，定位患者的病灶。以我为例，我们神经内科定位病灶有三大武器——患者的症状、患者的脑电图、患者的其他影像类检查。这三大武器是医生确定病灶的线索，如果通过它们还没办法定位病灶，你就得拿着这些线索，邀请其他医生进行病例讨论，看看线索有没有缺漏，以及是否存在没有解读出来的信息。

如果说医生是战场上的狙击手，那么确定疾病就是确定你狙击的大方向；确定疾病具体类型就是确定你所站的位置，保证发射的子弹在有效射程内；确定病因就是你根据目标的移动来做进一步调整；定位病灶就相当于你射击前的最后一个动作——扣动扳机。当你建立起清晰的诊疗思路后，对疾病的诊断也就随之自然产生，大致的治疗方案也就出来了。

▌病情汇报：思路清晰，做到百密而无一疏

· 何方方

战争中，军队会派侦察兵去侦察敌情，上级指挥官会根据侦察兵带回的情报制定或调整战术。你向上级医生汇报病情时，就非常像战争中侦察兵的角色，需要说明患者的主诉问题、主要病史、检查情况、自己的初步判断、治疗情况等。但是，面对那么多信息，你很有可能什么都说了，却什么都没有说清楚。那么，你究竟应该如何向上级医生汇报病情呢？

首先，在做病情汇报时，你要在汇报每层信息时都说明你发现的问题，以及你根据问题做了哪些动作，做出了什么判断。 比如一名 22 岁的患者，主诉问题是闭经 8 个月，你在询问病史时，她告诉你她过去月经是正常的。这时你要考虑，有没有可能是雌激素紊乱导致的月经不调。接下来，你就要问她，过去有没有做过雌激素方面的检查。如果她给你看了雌激素检查单，你发现上面的雌激素指数是正常的，排卵情况也是正常的，那具体的问题就出现了：导致闭经的原因到底是什么呢？和月经有关的还有子宫，因此你考虑，会不会是子宫出了问题？这就是你需要和上级医生说明的地方。

可是她这么年轻，怎么可能子宫出问题呢？于是你支开了她的家人，小声问她 8 个月前有没有发生过什么事。结果

她告诉你，她 8 个月前做过人流。根据她的回答，你判断应该是人流导致的子宫内膜受损，于是建议她去做子宫腔镜检查，查看受损状况。这就是你应该做的动作。

接下来，就是汇报你根据结果所作的判断。你可以跟上级医生说："根据她的病史和检查结果，初步判断是她在做人流时，因为刮宫导致了子宫损伤，伤口处出现了毛糙面。而这些毛糙面在生长过程中发生了粘连，堵住了宫颈口，导致经血在里面出不来。"上级医生听完后，一方面会马上知道，你哪些地方做到位了，哪些地方还有不足，可以给你指点；另一方面，他掌握了患者的关键信息，知道该怎么处理病情。

其次，要着重、及时汇报你觉得病情症状中不合理的地方。 很多病情症状其实有相互矛盾的地方，或者是明显无法解释的地方。你不要因为怕汇报这些内容时，被上级医生认为自己对病情不够了解，便只说自己掌握的"证据链条清晰的信息"，而不说自己感到不对劲的地方。

更重要的是，不合理的地方往往是容易出大问题的地方。这里说一个很严重的例子。有一位宫外孕患者，血压一直在往下降，内科医生一边给她输液，一边给她用升压药，可就算是这样，她的血压还是在不停地往下降。这就是矛盾，没法解释的地方。

其实，这位患者之所以血压一直掉，是因为腹腔内大出血，应该马上停止她的升压药，上手术台止血。可知道原因时已经来不及了，很可惜，这位患者最后没有被抢救过来。

为了避免这样的惨剧再次发生，任何你觉得不合理、无法解释的地方，一定要及时向上级医生汇报。

书写病历：清晰有重点，体现诊疗逻辑

· 何方方

有的医生不拿病历当回事，觉得就是记录而已。其实，病历是询问病史、体格检查等工作结果的呈现，上级医生一看你写的病历，基本上就能看出你的基本功是否扎实，你对疾病的了解程度如何。

之前有一位进修医生给我看他写的病历，上面就四个字：闭经四年。这说明什么？说明这位医生对闭经一点都不了解。如果他了解这种疾病的话，这份病历就应当准确地传递出如下信息：患者的闭经是原发性的还是继发性的？闭经的原因是什么？具体类型是子宫性的、卵巢性的、垂体性的，还是下丘脑性的？

还有一种医生，病历本上洋洋洒洒地写了一大篇，结果我看了半天，都不知道他写的是什么，甚至都不知道患者到底是因为什么来看病。显然，这种医生对疾病也完全不了解。

医院病历通常分为门诊病历、急诊病历、住院病历和大病历。**虽然每种病历包含的内容细项不一样，但标准都是一致的，即能体现整个诊疗逻辑，层次、重点清晰，内容完整。**

病历上首先要写患者的主诉，也就是患者因为什么来看病。比如患者想生孩子，但她不来月经，那你是先治疗不孕还是先治疗月经不调呢？答案肯定是先治疗不孕。不然你给她开避孕药调整月经，月经倒是好了，可孩子也怀不上了。所以主诉这一块你必须得先写清楚，把必要的内容清清楚楚地写出来。

接下来是病史，包括既往病史、现病史等。你要围绕着主诉，按照时间顺序往下写。因为患者说的时候，往往没有太多的条理，经常东一句，西一嘴。但你写的时候，必须有顺序、有次序地往下写。

比如面对一名闭经患者，你要问清楚以下几点：第一，她是从什么时候开始闭经的，生活中是否发生过重大变故，身体是否出现过重大疾病；第二，闭经后她有没有做过什么检查；第三，她是否用过什么药物，比如有没有用过雌激素、孕激素等，这些都是医生做出诊断的证据。获得以上这些信息后，你再写下你的分析是什么，得出了什么样的诊断，或者你的考虑是什么，患者还需要做哪些检查等。这样就形成了一份完整的病历，你的上级医生一看，基本上就能了解患者的状况。

除此之外，我还有一个心法想分享给你：**写病历时要抓住重点，不要被患者的关注点所误导。**

比如患者打算备孕，你可以安排她查一下抗缪勒式管激素（AMH）。这个检查结果可以反映卵巢的储备功能，即卵巢中剩余卵子的数量和质量。不过，这种激素虽然和年龄及卵巢本身的储备情况有关，但用不同的机器、不同的试剂检查，结果会受到影响，所以结果的数值是波动的，今天查高一点，明天查又低一点。这样一来，患者可能就会和你说，想把数值调对了再备孕。

实际上，AMH 数值只是参考，并不直接影响怀孕。面对这样的患者，你就要在病历里给她条理清晰地捋清楚，首先，怀孕是主要目的，直接影响因素有哪些，非直接影响因素有哪些，比如 AMH 数值就不影响怀孕；其次，治疗原则是，不在非直接影响因素上做调整，并建议患者尽快怀孕；最后，尽快怀孕有几条路可走，每一条路的治疗过程是什么，有哪些细节需要具体考虑。这样写下来，病历的重点就清晰明确了。

所以，写病历看似是对一系列诊疗工作的记录，其实也是对你诊疗逻辑的反复训练。

到这里，你已经了解了在住院接诊的具体工作中，需要特别注意的地方。但在临床工作中，你还面临着一个隐形的挑战，也就是看病时，你仍然停留在书本知识，停留在理论上，不知道如何跨越理论和实践的鸿沟。针对这一点，何方方医生和胡大一医生分别给出了他们的建议。

临床学习：不做"离床医生"，要做临床医生

· 何方方

在你刚刚成为临床医生时，最容易出现的问题是什么呢？那就是只靠书本上的理论知识来给患者看病。之前我给一名医学生看病，根据她的症状，我判断她患有多囊卵巢综合征，但她不认可这个诊断结果。她说："多囊卵巢综合征的症状有十多条，而我只有两三条，不可能是多囊卵巢综合征。"她还当场给我背了十几条可能会出现的症状。她背完后，我对她说："你是个好学生，但你还不是个好医生。因为病人一般不会出现所有的症状，往往是有几条主要的症状，

再伴有其他症状。"

我这么说，是在告诉这名即将成为同行的医学生，理论和临床实践是有差距的。想缩小这一差距，就要做临床医生，不要做"离床医生"。这也是我刚进入临床工作时，我的老师林巧稚告诉我的。

我第一年进入协和工作时，我们妇产科的主任是林巧稚医生。我当时扎着两个小辫，她叫我"小鬼"。有一次她看到我在产科病房里，便问我："小鬼，你管几名患者？"我老老实实回答："五名患者。"她说，那你给我背背病历。我背了其中一名患者的病历。那名患者接连生了四个孩子，每个刚生下来都好好的，但奇怪的是，孩子过了几天就开始哭闹，然后都夭折了。患者一路求医问诊，从公社卫生院，到省级医院，最后来到协和。

林巧稚医生听完后问我，你觉得是什么原因？我就把之前在书上学过的理论背给她听。听完后她不满意，说："我自己去问。"结果病人说不清楚情况，她也没有问出来什么。最后她冲我说了一句话："如果这是我管的患者，她生孩子的时候，不管在哪儿，我爬也要爬过来。"

听到科主任这么说，我和上级主治医生都很害怕。我作为管床医生就更不敢离开了，晚上夜班交接时就和同事说，有事一定要叫我啊；周末也不敢回家，天天在这名患者的病房里守着。

到了患者生孩子那天，生产过程很顺利，孩子各方面也很健康。但我和主治医生不敢掉以轻心，一直守在一旁小心翼翼地看着孩子，生怕会出什么状况。过了两三个小时，孩子开始哭闹，我一摸孩子额头，全是冷汗。我们吓坏了，大半夜赶紧给林巧稚打电话说明孩子的情况。当时新生儿出生的统一喂食标准是，出生后 12 小时喂水，24 小时喂奶。结果林巧稚说："给孩子喂葡萄糖水。"喂完后，孩子就不哭了。大概过了一两个小时，孩子又开始哭闹，出冷汗。林巧稚的指示还是喂葡萄糖水。就这样，一晚上连续给孩子喂了好几次葡萄糖水。最后，孩子终于顺利地活下来出院了。

出院后，大家都琢磨，为什么会这样？这和书上写的、和当时的标准都不一样啊。林巧稚便让自己带的一个儿科研究生研究"新生儿低血糖"课题。原来，这位产妇糖耐量指标有问题，所以导致新生儿出现了低血糖，因此新生儿的喂养标准也就发生了改变。

林巧稚当时从患者身上发现的这个问题，如今普及到了什么程度呢？我小孙女出生的时候，月嫂跟我说，即使孩子睡着了，产妇也得起床喂奶，中间间隔的时间不能超过 4 小时。我问为什么？她说怕新生儿血糖低。

直到现在我都记得这件事，也用这件事来要求自己和自己的学生。临床医生就是你不能离开你的患者，从患者入院、归你管开始，你就要把患者从头管到尾，清清楚楚地了解患者的情况，比如病史、身体状况、过敏情况等。如果患者做了手术，不管手术结束时间有多晚，你都要去病房看看患者有没有出现并发症，伤口的出血情况是不是在合理范围内，等等。

只有这样，你才能从用书本中的理论来对照患者的情况，跨越到有能力看清楚患者的疾病，再到真正地治疗他的疾病。

临床实践：共性知识，有不同的个性表现

· 胡大一

你在学校里学习了很多专业知识，但等你走进临床后，你会发现，书上写的和临床上看到的有很多不同。很多高血压患者无症状，而且有无症状或症状轻重与血压高的程度未必相关。有的患者血压180/110mmHg，无任何自觉不适，是在体检或因其他疾病就诊时，才偶然发现自己高血压；而有的患者血压136/98mmHg，临床症状却很明显，头痛，头晕，

后颈部僵硬。[1]

你要明白，不是医学书上讲得不对，而是书本上写的都是概括的共性、典型的知识。在临床中，每位患者的具体症状都是不一样的，但综合分析临床症状的各个方面，病的症状仍是"典型的"。这就是哲学上讲的个性又存在于共性之中。

像心绞痛的症状，有一些明显特征。心绞痛的部位多在胸骨后或心前区，特征不是针扎或刀割样的锐利痛感，而是压迫感、沉重感；范围为大到一个手掌或小到一个拳头大小的一片，而不是局限在一点或一线；不同患者的心绞痛部位可能不同，但同一患者的症状部位则是固定的，不会到处游走；疼痛会向左上肢的小拇指一侧放射；在相对剧烈运动，比如走上坡路、冬季顶冷风前行等活动的过程中发生，而不是在运动后出现，一般休息 3 ～ 5 分钟可以缓解，舌下含硝酸甘油的话，1 ～ 3 分钟，也就是药片接近融化完或刚融化完时，症状缓解；心绞痛发生时，心电图会显示心肌缺血，症状缓解后，心电图便会恢复正常；心绞痛的症状是持续性的，而不是搏动性的；症状持续时间不会只有几秒钟那么短，也很

---

1. 正常血压范围为：收缩压 90 ～ 140mmHg，舒张压 60 ～ 90mmHg。180/110mmHg 即收缩压 180，舒张压 110，为重度高血压；136/98mmHg 即收缩压 136，舒张压 98，高血压程度较轻。

少超过 15 分钟。

我还在北京医科大学第一医院工作时，接诊过一位 50 多岁的患者。他是一名建筑工人，觉得咽喉不舒服，本来挂了耳鼻喉科的门诊，医生开了消炎药和中药清咽饮，但是症状毫无缓解。过了一段时间，他又来医院了，这次挂的是耳鼻喉科主任郑立教授的号。郑老师那一代的临床专家知识面广，基本功扎实，经过严格的住院医师培训。郑老师通过问诊发现，患者的咽部不适在每天骑车上坡过北海桥用力时出现，下车休息 3 ~ 5 分钟就会缓解，而骑车下坡与在平路上时咽部不会不适。慢性咽炎不会与运动有关，症状也不会持续仅几分钟。于是，郑老师明确诊断患者的病是冠心病，稳定性劳力型心绞痛，把患者转给了在内科工作的我，当时还没有单独的心内科。那个时代，治疗心绞痛的药只有发作时舌下含服的硝酸甘油，以及预防心绞痛发生的"消心痛"，经过治疗，患者的心绞痛控制住了。

这位患者的心绞痛部位，不在当时教科书中更常见的胸骨后和心前区，而在咽部，但他的心绞痛症状与运动的关系、休息后缓解的时间，又都符合典型的劳力型心绞痛，这就是个性与共性的关系。

近年来，医生们大多认识到心绞痛部位不仅可能在咽部，也可能在左下颌或上腹部，可你听说过心绞痛部位在头部吗?

我在北京医科大学第一医院工作23年后,1993年来到北京朝阳医院创建全国第一个心脏中心。我的办公室在三楼,一位老教授的办公室在四楼。那时没有电梯,老教授每天上班爬到三楼时就会头痛,休息3~5分钟后,头痛便会缓解。因为这个问题,他已经在神经科就诊多年,但一直治疗无效。当时已经有运动负荷心电图了,也就是踏车运动试验。心内科为老教授安排了检查,运动负荷逐渐增大时,老教授出现了和爬三楼时一模一样的头痛,同时心电图出现缺血性改变。心内科按劳力型心绞痛对老教授进行药物治疗后,再爬三楼时,他的头痛便消失了。这就是个性存在于共性之中。

还有风湿病。上病理生理课时,老师将风湿病生动地概括为"舐遍关节,侵犯心脏",也就是说,风湿热循的一般性规律是先全身大关节游走性红肿热痛,之后累及心脏,即风湿性心肌炎,最终可能导致心脏瓣膜病,最为多见的是二尖瓣狭窄。

但我在河北宽城下乡时,以及在后来的医疗实践中遇到过一些急性肺水肿、咯血的患者,用听诊器可以清晰地听到心尖部舒张期雷鸣样杂音,心尖部第一心音增强,肺动脉第二心音亢进,心尖部可触及舒张期震颤,心率快而极不规整,两肺满布湿啰音。用利尿药和西地兰（当时仅有的可用药物）之后，患者转危为安。根据临床判断，患者的病是风湿性瓣膜病，重度二尖瓣狭窄，心房颤动，急性肺水肿。

这里又要讲个性与共性了。风湿病不是先"舔遍关节"，后"侵犯心脏"吗？这些急性肺水肿的患者，过去从未出现过全身大关节游走性红肿热痛啊！

我在临床上也看到过很多青少年风湿热患者，急性期有发热与"舔遍关节"的典型风湿热症状，经早期青霉素与肾上腺皮质激素治疗后痊愈，根本没有心脏瓣膜的后遗症。

"舔遍关节，侵犯心脏"的确生动概括了风湿病全程的共性，但每个患者都有特殊性，即个性。有的可能风湿热早期症状较隐匿，直到疾病晚期发生急性肺水肿，才第一次就医。而有的早期风湿热症状明显，就诊及时，没有累及心脏。因此，后来风湿热高发地区开始推行青霉素预防。

这里举的只是几个小例子，你在临床工作中接触到的患者还会有更多不同的症状表现。通过一次次临床实践，你就能不局限于书籍，也不被患者的特有症状所迷惑，诊治能力会慢慢得到提升。

了解完如何解决临床经验不足的问题之后，你已经完成了新手上路部分2/3的内容。如果感到有些累了，你可以在此休息一会儿。因为接下来你要面对的，是本书最难的手术相关的内容。

这个阶段，你在手术中主要是当助手，你的成长基本上是在一边按上级医生的要求工作，一边看上级医生操作的过程中获得。在这里，我们特意邀请受访医生为你列举了三个重点的学习方向。

其中第一小节的内容相对容易，建议你可以快速浏览一遍。第二和第三小节的内容会涉及许多专业术语，你可能需要仔细阅读才能理解其精髓。如果暂时觉得有点难，你也可以先跳过这一部分，直接移步至后面的内容。

如果你休息好了，我们现在就出发吧。

如何学习手术技能，才能打好基础

▍手术指征：是否手术，根据患者情况具体判断

· 张凯

在临床工作中，给患者选择手术还是非手术治疗，要根据什么来决定呢？是不是有一个硬标准，比如什么病选择手术治疗，什么病不选择手术治疗？当然不是。

比如面对脑积水患者，你要根据患者的具体情况来判断是否需要手术。因为有的患者脑积水扩张到一定程度，能达到脑部的动态平衡，不会导致头痛、呕吐的症状，这种情况就不需要做手术。那如果一名脑积水患者已经出现昏迷的情况了，应该要动手术了吧？答案是不一定。是否为患者选择手术治疗，你要考虑以下几个因素。

第一，在相对安全的情况下，手术能不能改善和解决患者的主诉症状。从字面上看，这句话很好理解，如果患者长了良性肿瘤，因为担心肿瘤未来癌变，所以想要切除，那这样的患者是不是就可以选择手术治疗？当然不是，你还要考虑

患者的年龄和身体承受能力。

我就同时遇到过两位得了脑膜瘤的患者。两位患者的肿瘤都处于初期阶段，体积还比较小，都可以选择手术切除。但这两位患者，一位是 30 岁的年轻男性，一位是 80 岁的老年女性。如果让你来判断，你觉得他们俩谁更应该选择手术治疗？我当时的考虑是，30 岁的这位患者更适合手术治疗。因为脑膜瘤本身是慢性肿瘤，如果不切除，可能会随着他的年龄逐渐变大、恶化，而且他年轻，身体各方面条件都适合手术，出现术后并发症的概率也比较小。

而 80 岁的这位患者，我的答案是别做手术了。因为脑膜瘤跟雌激素有关，女性在绝经后雌激素水平会下降，相应地，肿瘤的生长速度也会减慢。手术虽然能改善她的主诉症状，但任何手术都是有风险的，她的身体是否还经得起这样的风险，会不会出现严重的并发症，都需要综合考虑。

第二，手术能不能延长患者的有质量生存期。有质量生存期的概念，在每个时代都有所不同。比如患者负责运动区的神经系统上长了恶性肿瘤，如果不切除，患者可能只能活半年左右的时间；如果切除了，患者也许能多活一年，但可能严重偏瘫，生活完全不能自理，这时要怎么抉择？

过去，很多患者、患者家属、医生的观念是，人先要活下来，不管活得怎么样，活下来才是最要紧的。但是现在，很多人的观念转变为，无论生命长短，一个人要有质量地活着。

如果患者的癌症已经到了晚期，而他和家人的观念都是活一天就要有个活的样子，这个时候，你还有医疗技术可以使用，你要怎么办？你应该既尊重患者，也尽到医生的专业职责，比如选择相对保守的治疗，尽力延续他的性命，也尽力维护他的尊严。

第三，手术能不能提高患者的生活质量。比如面部神经痉挛，这种病很影响患者的生活质量。得这个病的患者，经常和别人说着话，就会突然从眼睛到嘴角，最后甚至是整张脸，都不自觉地短暂抽搐。这对于患者的工作、生活、社交都非常不利，如果患者从事的还是经常需要跟人打交道的工作，他该有多难受啊！那这就应该给患者动手术吗？不是的，你要考虑患者的意愿和手术的风险。

你可以给患者提供几种选择。第一是不治疗，因为疾病本身不威胁患者的生命；第二是打肉毒素控制抽搐，但打一次针，只能管三个月；第三是手术治疗，多数患者可以取得良好的效果，但不能保证每个人都有效，并且手术还有一定的风险。治病会产生经济花销，给患者带来心理负担和治疗风险，你必须给患者提供全面的信息，才能让患者和你一起做出最好的选择。

患者能不能做手术，要不要做手术，是医生谨慎思考后的选择。以上提供的三个条件，往往是综合参考的，它们的底层核心都是围绕着患者的情况具体判断。手术是治疗方式的一种，只有用对了人，用对了时机，才能让患者受益。

解剖学习：空间概念，助你打好解剖基础

· 张凯

想做好手术，人体解剖能力一定得过关。像我们神经外科医生有三怕，其中之一就是怕"迷路"，也就是手术做着做着，突然找不到解剖标志了，也不知道自己切除的组织是不是重要结构了。出现这种情况的很大一个原因，是医生对人体解剖不熟悉。所以，学好解剖是你当好手术助手的前提，更是你成为一名好医生的基础。

这里还要强调一点，无论你在学校里解剖课学得多好，都无法满足实际工作中的临床需求。学校里的课程，不管是整体解剖，还是局部解剖，知识含量都非常少。比如内科学一本书、外科学一本书，各类细分专业在书里仅仅占几十页，而一个细分专业的解剖知识，其实写出一两千页都没问题。

所以我建议你要看看相关细分专业领域的专门的解剖书。但说句实话，直接去看专门的解剖书，你很难看明白，靠死记硬背也不行，因为你需要首先在脑海中建立空间概念。

比如，神经外科有一个常见的解剖名词，脉络裂。什么意思？很多工作多年的医生都很难一下子说出来。因为解剖是立体的，而我们现在学习的资料都是平面的解剖图片，再加上很少有临床实践的机会，很容易学完就忘。

那么，该怎么建立空间概念呢？首先，你要清楚解剖名词的准确含义。比如前面提到的脉络裂，就是位于大脑中穹窿和丘脑之间的解剖窄隙。然后，在此基础上，弄清楚它和周围组织的关系。

世界上没有任何一个组织是孤立存在的，人体中的组织也是如此。所以你要思考脉络裂上面和附近有什么组织。厘清关系后，你再想到脉络裂时，脑海中出现的就不再是一个单薄的名词，而是一个立体的空间结构了。

我再带你理解大脑中非常重要的一个解剖结构——丘脑。丘脑和人的内脏活动、记忆功能、情感调节有关，非常重要，但它分为好几个亚区，特别不好记，该怎么办呢？

仔细观察丘脑，你会发现，丘脑上有一道 Y 字形的白色纤维，它叫内髓板。Y就是一个三岔口，把丘脑分为了三部分，就像在圆球上画了一个Y，这个圆球就分成了三部分一样，这样就好记了。Y字上方开口的部分就是丘脑前核群，两边就是丘脑内侧核群和丘脑外侧核群。（见图2-1）

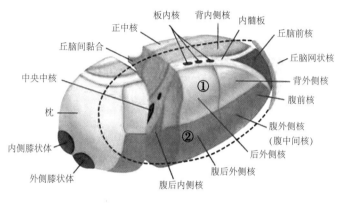

图2-1　丘脑示意图

现在咱们把划分了区域的圆球转过来，只看外侧的丘脑外侧核群，你会发现，可以画一条横行的水平线（即位于图2-1区域①与区域②之间的线），进一步把它分为两个核群，其中一个被称为腹侧核群，另一个被称为背侧核群。腹侧核群还会被另一个Y形的髓板分为腹前核、腹后核和腹外侧核（图示难以精准表示）。这样观察数次后，再想到丘脑这个解剖名词时，你会自然而然地在脑海中出现一个分区明确的球体，复杂的各类亚区也就记住了。

只有把这些解剖概念烂熟于心，你才不会成为一名"糊涂"的外科医生。否则，做肿瘤手术时，你只知道要切除的肿瘤大概在什么位置，却不清楚自己一刀下去究竟会切到什么位置，这样的话，你的手术是做不下去的。

▌思路学习：理解不同入路，填充武器库

· 张凯

在目前这个阶段，你能参加的手术是有限的，即便有能让你动手的手术，也是小手术，大多数时候你是通过一边配合主刀医生、一边看主刀医生手术进行学习的。但我在工作中发现，用同样的方式学习，不同的人收获不同。这不是因为所谓的"悟性"有高低，而是看你有没有学到"精"的部分。你要重点学习的，是你的上级医生、科主任，以及其他手术高手对于不同手术入路[1]的选择，这样，你未来在自己面对病例时，才能选择出对周围结构损伤最小、又能最快到达手术位置的入路。

如果你在这方面没有充足的积累，面对疾病时，你就一

---

1. 即做手术的时候具体从哪个部位开始。

直只能采用类似的入路。这么做其实对你的成长不利，对患者也有一定风险。

比如很多颅内肿瘤的位置很深，周围毗邻的重要结构多，如果从不同方向暴露肿瘤，可能经过的结构不同、造成的损伤也不同，这就要求手术前必须准确判断，从哪个入路、哪个方向暴露肿瘤，损伤重要结构的风险最小。有时候，两个肿瘤几乎长在同样的位置，如果生长略偏后一点儿，就可能从后方入路；如果生长略偏前哪怕一厘米，它与周围重要结构的毗邻关系变了，就可能更适合另一个入路。

所以，当你掌握了不同的入路时，就相当于你手里有了不同的武器，你的选择就更多。当然，行业里大多数医生手术时，采用的一般都是自己熟悉的入路，但这是建立在掌握不同入路、了解患者情况的基础上。当常用的入路不是最佳选择时，他们能马上进行切换。

学习完手术技能，你的能力已经比刚开始工作时有显著提高。这时，你可能会思考自己什么时候能晋升。那么，医生的晋升情况是怎么样的呢？

医生的医疗职称分为住院医师、主治医师、副主任医师、主任医师四个级别。住院医师，也就是你现在所处的阶段，从住院医师升主治医师前，你需要先担任住院总医师，它并不属于职称，而是职位，一般时长为一年。这时，你除了需要负责你在这一阶段所参与的住院医师的工作，还需要负责管理整个科室的患者，当其他住院医师遇到处理不了的情况时，你要负责处理，如果你也处理不了的，就要请示上级。

到了主治医师级别，你需要具备处理 80% 常见疾病的能力，参与中等级别的手术，负责担任手术中的一助等。

接下来，等你晋升到了副主任医师级别，你就是科室的中流砥柱了，一个病房里所有危重、疑难杂症的患者都归你管；所有的主治医师也归你管，当他们有处理不了的情况时，你要第一个到场；当然，你还需要主刀，或者配合主任医师主刀高难度手术。

晋升到主任医师级别之后，你不仅要处理疑难杂症，主刀高难度手术，管理整个科室人员，培养人才，还要规划整个学科的发展，需要按照国家卫健委和医院的相关要求完成各项考核指标。当然，你的责任也是最大的，当患者出现紧急情况时，你是最高指挥官，需要指导其他医生完成抢救工作；当科室治疗患者死亡率上升时，你要被问责，要找原因，负责改变现状。

所以，每往上升一级，就意味着你身上的担子更大，责任更重。那晋升每一级的标准是什么样的呢？具体你可以参考所在地卫健委公布的官方标准，这里不过多赘述。

接下来，让我们通过张凯医生的内部视角看看，在晋升路上你可能会遇到哪些拦路虎。

医生的晋升台阶什么样，有哪些要求

▌职称体系：晋升一级，需同时满足内部与外部要求

· 张凯

在晋升方面，如果拿医生与会计师做比较，会计师的晋升路径是清晰、稳定的，满足一定的年限基本就能稳定上升；而医生虽然清楚未来的前进方向，但因为需要同时满足外部（各地卫健委）和内部（各级医院）的晋升要求，时常要面临如同高考一般的巨大压力。

关于外部和内部的晋升要求，具体来说，各地卫健委会对医生进行考试答辩，各级医院会根据人才比例结构确定晋升名额，再根据不同科室的情况制定晋升条件，并进行内部竞争选拔。有的医院要求先通过卫健委的考试答辩后，再参与内部选拔；有的医院则是先通过内部选拔后，再去参与卫健委的考试答辩。

就我所处的环境而言，最有挑战的是通过医院内部的选拔。以天坛医院的神经外科为例，如果你想留下当住院医师，

在博士的基础上一般要有博士后的研究经历，同时有国家级科研项目或高影响因子论著；如果你想升到主治医师、副主任医师和主任医师，也要承担国家级的科研项目。

需要说明的是，以住院医师的资历和条件，你唯一能申请到的，是国家自然科学基金课题青年项目。虽然每年这项基金的中标率只有百分之十几，也就是说，在大约六个人里，只有一个人能中标，但如果做好准备，还是能申请到的。比较残酷的是，这项基金有年龄限制，男性需要在 35 岁之前、女性需要在 40 岁之前申请下来。

如果无法顺利晋升，你不但出不了专家门诊和特需门诊，而且按照各级医师手术权限，也无法主刀很多手术，只能一直当助手。这样不仅会影响你的手术水平，还会影响你的心理状态。试想一下，30 岁时，你可以干住院医师的活，拿着药碗去换药，如果到了 50 岁，还拿着药碗去换药，你心里是什么滋味？

所以，我感到现在医生的晋升压力非常大，用两个字形容就是"内卷"。因为行业里确实有临床工作做得很好，但由于不会写论文，一直无法晋升的医生。不过，说实话，医生的临床工作，其实是很难量化考核的。所以，这种晋升制度其实也是无奈的选择。

我能做医生吗

有这样一个段子。一个一直无法晋升的医生去算卦，问大师："我夜班多、压力大、待遇低、职称晋升遥遥无期，该怎么办？"大师右手拍左胸，笑而不语。医生顿悟："您是说不要抱怨，勿说多做，手是用来养家糊口的工具，心像大师一样澄澈吗？"结果大师摇了摇头说："我的意思是，老衲出家以前也是医生！"

估计这位大师以前也是被科研项目和论文拦住了晋升的路。不过，你是不是也觉得匪夷所思，医生晋升的主要条件竟然不是治病救人的能力，而是科研？所幸，2021 年，人力资源和社会保障部、国家卫生健康委、国家中医药局联合出台了《关于深化卫生专业技术人员职称制度改革的指导意见》，提出不再把论文、科研项目、获奖情况等作为医生未来晋升的必要条件，而是着重考察门诊工作量、出院人数、出院患者手术人次等临床工作。

而且，如果你在基层医院工作，晋升会相对容易。如果你是本科以上学历，参加了全科医生专业住院医师规范化培训，并选择留在了基层卫生机构工作，你可以直接参加主治医师（中级职称）考试，只要通过了考试，就直接按主治医师聘用。即便是没有达到这个要求的基层医院的住院医师，也可以提前一年申报参加主治医师（中级职称）的考试，并且晋升对英语、科研论文都不做硬性的要求。[1]

看到这里，你不要以为医生的成功就是当上主任医师，你需要看得更高、更远，才有机会在未来实现一名医生的更高价值。

职业发展：从手中无剑心中无剑，到手中无剑心中有剑

· 胡大一

用一个形象的比喻来描述医生职业生涯的几个阶段。

第一个阶段，手中无剑，心中无剑。这个阶段，你可能拿个听诊器都不会听杂音，也不会什么技术，连初级手术也做不了。你去急诊的时候，手里拿着本参考书，遇到发烧的患者，就赶紧翻书查找发烧有哪些原因，要是找不到，就赶紧找值班的上级医生给自己指导。这个时候，你对医学、人文、科研，以及这个行业都没什么理解，是真正初出茅庐的阶段。

---

1. 心电加油站：《国家发文，基层医生职称改革新变化》，https://view.inews. qq.com/k/20210811A011EL00?web_channel=wap&openApp=false，2022 年 12 月 24 日访问。

第二个阶段，手中有剑，心中无剑。一方面你接受了严苛的基本功训练，具备了一定的临床知识，另一方面你有了自己的专业领域，开始钻研这个专业，成了诊断、治疗和手术都越来越熟练的医生。

但此时你对医学、对整个行业、对科研创新思想，都缺乏自己的认识。你的目光仍然集中在一技之长上，所做的科研创新也更多地围绕着自己的技术领域，比如发明一些新的手术器具和手术方式，追求谁的手术更微创、谁的手术例数更多等。这也是目前行业里绝大部分医生心目中职业生涯成功的标志。

但在我看来，这是一种局限。我曾经开玩笑说，如果一个医生一直停留在这个阶段，未来的墓志铭要怎么写？难道就写"努力工作，艰苦奋斗，做了 212310 个冠状动脉支架"？其实他自己心里也清楚，其中有百分之三四十是不需要做的。那在职业生涯中，除了这些，作为医生他还能做什么？

所以医生还有第三个阶段，就是手中有剑，心中有剑。在这个阶段，你的技术[1]基本到了炉火纯青的地步，能成熟地处理疑难病例和有特殊需求的病例。职位上，你做了科主任，开始考虑自己的科室怎么发展；甚至坐上了学科主委的位置，

---

1. 包含诊疗技术和手术技术。

对医学有了一定的思考,能提出新的医学理念、模式等。

从第二个阶段到第三个阶段,过程很漫长,基本属于你从事医生这个职业 20 多年后的黑暗期,我自己就亲身经历过。我 1965 年进入医学院,1970 年毕业,直到 1995 年,我才悟出并开始实践双心医学[1]模式。这是我医生职业的破茧,突破了至今仍根深蒂固的传统单纯生物医学模式,开始领略"心理 – 生物 – 社会医学"综合医学模式的广阔天地,也深刻理解了医学是"人"学,是懂得有病痛的人,而非有病变的器官。这个时候,我才真正走到了第三个阶段。

第四个阶段,手中无剑,心中有剑。一方面,你需要站在时代的前列,以全球视野思考如何让学科的水平向世界看齐,甚至在行业标准,比如治疗指南的制定上有主导性。这需要你不断带领学科,在不同的时段抓住核心思想和核心技术。另一方面,你需要提出新的模式、理念、机制等,来引领国家的医学方向。要做到这一点是非常难的,我在领悟出双心医学很多年后,才真正地认识到我们应该把未来医学的重点放在预防上,通过改造人民的生活方式、健康意识,尽可能地降

---

1. 即英文中的 Cardio-Psycology(或 Psycho-Cardiology),由胡大一医生于 1995 年在国内首先提出,是指非精神心理科医生,尤其是心血管科与消化科的医生要学习掌握精神心理学常识,在看病时不仅要关注心血管有没有器质性的病,还要关注患者的精神心理问题。因为临床上常见的焦虑与抑郁患者,除了会有情绪改变、睡眠不好等问题之外,常伴有胸部、腹部、头部等多部位多样化的不适体感,即躯体化症状。

低乃至杜绝疾病的发生。

看完胡大一医生对于医生职业生涯的宏观介绍，估计你对未来已经有了更为清晰的方向。不过，我们都知道，没有一条路是畅通无阻的，在成长为心目中的大医的路上，你也会遇到迷茫。这时你该怎么办呢？来看看马长生医生给你的建议。

如何应对能力不够、想出成绩的迷茫期

· 马长生

提到年轻医生的迷茫，我觉得是想要有成绩，能力却不够。我自己就经历过这个阶段。

我现在都记得，那是北京的冬天，夜里零下十几度，我穿着厚棉袄，戴着帽子，在白塔寺那边的西四胡同来回"散步"。其实我哪里是散步呢？我那是无法排解心中的迷茫。

为什么这么说呢？因为没有定下职业生涯的长期目标，一个人就会摇摆不定，不知道该往哪个方向发展。

如果想进入医生这一行，在入行前，甚至更早，你就要弄明白自己想成为一名什么样的医生。是成为一个地区医术最厉害的医生，还是成为全国医术最厉害的医生？这就是能指引你、支撑你的长期目标。

如果你想要进入行业前列，成为全国医术最厉害的医生

之一，那么，第一，任何事情你都要用严格的标准要求自己。比如，在对待患者的态度方面，你要有意识地做得比行业现状高出一截。早在十五六年前，我出门诊时，患者一进屋我就会说："您请坐。"考虑到患者一般有两三个家属陪同，我会在门诊室里备有家属座位，并认真地请患者家属也坐下。如果家属坚持不肯坐，我就站起身来，亲切地目视着患者家属，做手势，真诚地请他们坐下。那时大众普遍表示在公立医院看病的感受很差，很多患者、家属都没被这样对待过。

同时，我也要求自己带的徒弟用这样的方式对待患者。我有个徒弟又高又瘦，每当患者、患者家属进来时，他就像鞠躬似的半弯腰，并用手做出请的动作，说"您请坐"。看起来像个店小二，真有点滑稽。不过我觉得，他这么做虽然有点矫枉过正，但其实特别正确，因为他正在学习用这样的方式，向患者、患者家属表达来自医生的尊重。

凭良心说，我们医生吃的是治病这碗饭，患者大老远来找你看病，是出于对你的信任，我们怎么能不尊重人家，不给人家一个好的感受呢？而衡量一名医生是否成功的标准之一，不就是来自患者的评价吗？

再比如，在专业工作中，你不要期待一口吃成个胖子，而要对每一个见到的病例都认真进行分析，做好充足准备。**任何一个病例，任何一台手术，你都要想象给自己治、给自己亲**

人治的最佳方案是什么，这样你就会想尽一切办法去实现。这不是一句虚话，如果你真那么做了，你的反应能力会不断地得到提升。这样，遇到问题，你就能迅速做出正确、可靠的判断，从而使治疗有一个圆满的结果。

第二，你要保证有足够的时间用于学习和工作。每年我们医院都会送走一批硕士生、博士生。有一年的毕业典礼上，我要代表老师给同学们讲送别寄语。于是，我向没毕业的师弟师妹们咨询，问他们我应该说点啥内容，他们建议我讲"711"的故事。"711"指的是我国的物理学教授薛其坤，他曾获得有"中国诺贝尔奖"之称的"未来科学大奖"。杨振宁对他的科研成果评价说："这是中国本土首次诺奖级的实验，也是第一次在本土实验的基础上，发表出了诺奖级的科学论文。"这一科研成果的背后是什么呢？是薛其坤教授二十年如一日地每天早上 7 点到实验室，晚上 11 点离开，每天 16 个小时艰苦卓绝的工作。

我讲了薛院士的"711"故事，突然意识到我也有"810"的故事。"810"指的是我自己的工作时间。连续 25 年，每年除了春节假期外，我每天都是早上 8 点到医院，晚上 10 点离开，我带的学生们也和我一样。虽然我没有取得像薛教授那样卓越的成就，医术也不是医学界最顶尖的，但也算是拥有国内相当高的水平。你要想未来在事业上取得成功，即便做不到711，最起码也要保持810才有可能。

这意味着什么呢？意味着你要压缩所有娱乐、休息的业余时间。比如上网看热闹，刷剧，这些你都要戒掉，就算要看，每天20分钟就是上限了。这可能是个笨办法，却是可以让笨鸟先飞的行之有效的办法。

30年前，我还在安贞医院当主治医师时，每天有一点空儿，我就去图书馆。临床上遇到不懂的问题，我就在图书馆里找资料研究，晚上把没读完的文献杂志拿回家，每天读到半夜12点。那段时光让我养成了绝对不浪费时间的习惯。

到了我自己带科室时，我再一次深刻地感受到"既想出成绩、能力又不够"的压力。最忙的时候，我们科室一年最多能歇大年三十、正月初一、正月初二这三天，甚至有几年连大年三十都在上班。上班做什么呢？大家在病案室查病历，把那些已经落了灰的几十年前的老病历拿出来研究，写文章，提高临床能力和科研能力。

有一年大年三十要加班，我们中午在食堂吃饭，我说男同学一律不准回家，女同学如果家里有还没上学的孩子，可以回家三天。一位女同学就问我："主任，这话当真？"我说："当真。"当时她就泪流满面，饭也不吃了，扭头就跑去拿行李，去机场赶年三十的年夜饭了。科室里另一个在我们这里做博士后研究的医生，想国庆节回家看孩子，先是去找跟我搭档了二十多年的一位医生请假，没成功，然后又来找我。我当时说："这样，你家先生支持你做博士后，精神可嘉，能不能让他带着孩子来北京看你？"那之后，我们还提议让同学们的父母也在"五一""十一"长假期间来北京看孩子们。于是，我们科室就有了节假日时，大家白天在医院加班、晚上回宾馆的"家"和家人团聚的新传统。

现在回想起来，我会觉得很残酷，也很严苛，但这却是保证成功的基本盘。前面提到的那位大年三十午饭不吃跑去买回家机票的女同学，现在已经去北京的一家大医院当副主任了。因此，只要真的做到了，你就有机会进入行业内的先进队伍，实现目标的胜算就会大大增加。

还有一个你一定不能错过的成长秘诀。张凯医生已经从业三十多年了，一个让他多年来一直受益匪浅的办法，是每周用一个小时的时间学习文献。因为你在临床上遇到的任何问题，甚至你的上级医生都不懂的疾病问题，你都有可能在文献里找到。一边在临床工作，一边结合文献进行思考、研究，日积月累，你就会比别人走得更快。

到这里，你已经读完了整个新手阶段的内容。你不仅知道了在入行前需要做哪些准备，也明白了要如何补足临床经验，以及成长的方向是什么。接下来，让我们一起去看看医生是怎么进阶的。

CHAPTER 3

第三章
进阶通道

现在，我们来到了这场职业预演的第二部分——进阶通道。顾名思义，这个部分就是要为你呈现医生职业生涯精进期的内容。

在这里，请你继续代入一名医生的角色。这一阶段，你应该已经到了主治医师的级别，如果在非一线城市的三甲医院，你可能已经到了副主任医师的级别。你已经能得心应手地应对大部分的临床工作，但距离成为独当一面的医生，你的能力还远远不够。

所以，围绕着"独当一面"这一核心目标，我们在职业预演的路线上为你设计了"独立诊疗患者"和"独立主刀手术"这两个站点：

第一个站点，是高手医生用亲身实例，手把手地教你处理诊疗患者过程中的种种难题；

第二个站点，则是高手医生通过自己在手术台上积累的数年经验，教你在希望与危险并重的手术台上，如何"避险"与"迎难"。

现在，我们出发进入第一站。

自己独立诊疗患者，如何应对难题

▎门诊问诊：像福尔摩斯一样，从蛛丝马迹中形成叙事

· 张凯

刚开始出门诊时，你很可能会像其他医生一样，要么和患者说了一大堆术语，结果对方根本听不懂，要么可能觉得门诊时间急迫，三言两语就把患者打发了。这两种做法，实际上都会引起患者的不满。因为患者挂号看门诊的目的，是想明确而详尽地知道自己得的是什么病，应该怎么治疗。那么，你究竟要怎么做呢？**你要做的是，把患者的疾病信息，梳理成清晰的、有逻辑关系的内容，并尽量用通俗的语言传达给患者。**

要做到这一点，**在询问患者的症状时，你要像福尔摩斯破案一样，从对方提供的零散的、毫无关联的，甚至看起来毫无价值的信息中，发现疾病的蛛丝马迹。**

我之前出门诊时遇到过一个例子。有位患者来找我看

病，说自己没有什么明显的反应，就是感觉不舒服。你看，这就是一个关键信息。因为很多疾病，甚至很严重的疾病，刚开始都没有明显的反应。

所以接下来，你就要根据这个关键信息看他的片子。当时我发现他的片子上显示有一个异常的结节，看起来既像是一个早期的肿瘤，又像是身体发育不良导致的结节，我更怀疑这是一个结节性硬化。这就是第二个关键信息。但在门诊问诊时，到了这一步仍然不能直接破案，你还需要根据疾病特征进行验证。

结节性硬化是一种神经皮肤综合征，它一般会让人的前胸、后背等地方出现颜色较深的色素沉着，就像咖啡泼在身上一样，因此通常被称为咖啡斑。于是我就让这位患者把衣服掀起来，果然，他的前胸确实有这样的一个斑块。我心想："对了！"

接下来，你就可以把患者的疾病梳理成清晰的逻辑叙述给他。但你要注意，除了告诉他诊断结果之外，还要再建议他去做一些检查以帮助确诊。

当时我是这样说的："从片子上的异常结节和你身上的斑块来看，你这个病应该是结节性硬化症，但是不排除肿瘤的可能性。建议你接下来再做一个基因检测，看看 TSC1 和

TSC2 这两种抑制癌细胞的基因有没有发生突变。"这样告知后，患者心里就稍微有数了。

在门诊过程中，你要注意的是，患者会有各种各样的治疗诉求，**有的疾病给患者带来的不仅仅是生理上的影响，还有精神上的影响。**

在我接诊过的患者里，有一个 19 岁的女孩，她的大致情况是，七八岁时得了抽动症，面部、身体会频繁抽动，比如挤眼睛、甩头、耸肩。这种病属于运动神经类疾病，它会导致人体出现运动障碍，同时伴随一些精神症状，比如抑郁、强迫行为，所以还需要吃精神药物治疗。在吃精神药物的过程中，她出现了癫痫发作，大约发作了 10 次。

有了这些信息，接下来就要思考怎么治疗癫痫吗？当然不是。你仍然需要开启"福尔摩斯破案雷达"，鉴别她的情况是真性癫痫发作还是假性癫痫发作。如何鉴别呢？**你要发现其中的矛盾点。**

当时我问她："你每次发作持续几分钟？发作时你会出现什么状况？"根据她的回答，我判断她属于真性癫痫发作，因为她的发作时间短，而且会出现口唇发干、咬伤舌头的行为，而假性癫痫发作不具有这些特点。不过，这仍然不足以作为下诊断的全部依据。

我当时观察到，她进门诊已经有 20 分钟了，一直没有出现过抽动行为。我又看了她拍的片子，发现她的抽动症已经开始呈现自愈的倾向了。

你看，这时要抓的矛盾点就出现了，抽动症已经不需要治疗了，可又有癫痫发作，那她的治疗方向是什么呢？我让她把袖子卷起来，发现她的手腕上全是刀或其他利器留下的一道道疤痕，可以说是伤痕累累。这说明她现在处于抑郁症非常严重的状态。

所以，我告诉她："结合你的片子和你的身体状况，你目前的癫痫发作应该是抗抑郁症药物的副作用。因为抗抑郁症药物中有 5–羟色胺再摄取抑制剂，这种成分会引起神经兴奋。所以虽然你今天来看的是癫痫病，但我建议你去找精神科医生看病。如果后续难以用精神药物治疗抑郁症，你可以再通过神经外科的手术来解决。"这样，女孩就清楚地知道自己接下来该怎么办了。

患者来医院看病，基本上都是抱着对病情非常困惑的心情。门诊作为医院的窗口，你出门诊时，要尽可能地梳理和解释清楚病情，给患者一个明确的治疗方向。这是问诊的目的，也是你解决患者心中困惑的关键。

一个最好不要错过的补充知识：

张凯医生提到了疾病对患者精神状态的影响，其实患者的精神状态也会影响身体状态。何方方医生就说，人体是一个整体，精神因素也会导致患者身体出现各种状况，所以你不能只从自己的专业角度解释患者的症状，还要关注他的精神状况，在问诊时，还要了解患者是否有抑郁、焦虑等情况，确定患者的身体状况是源自身体的疾病，还是源自精神状况。如果做到了这一点，你就能跳出专业的局限，更全面、切实地为患者解决问题。

▍治疗方案 1：避免绕路，直抵目的地

· 何方方

患者找你看病，更核心的目的是想知道，如何治自己的病，也就是寻求一个好的治疗方案。大多数患者的疾病都是对症下药就可以，但随着你的进阶，你接诊的患者病情会越来越复杂，往往同时身患多种疾病，或者表现出多种症状，在这种情况下，你到底应该先治什么病呢？你可能会本能地选择先治疗患者最明显的症状。但是，如果这么做，你就有可

能增加患者的负担。

我就遇到过类似的情况。当时我接诊的是一名念高二的16岁女孩,她得了多囊卵巢综合征,一直不来月经。她最开始看的医生觉得,不来月经,那就住院促排卵吧。为了增加疗效,这位医生使用的还不是口服药物,而是促排卵针。结果孩子的卵巢被过度刺激,造成了腹腔积液。女孩的妈妈一看不对劲,孩子的肚子怎么肿得像个大西瓜,脸色也越来越差,就拿着病历来找我。当时我就和女孩的妈妈说:"如果想孩子活命,就赶紧出院吧。"

为什么呢?你要记住,**选择治疗方案,首先要选择治疗目的清晰的治疗方案**。要做到这一点,你必须清楚患者需要解决的核心问题。

你看,这名高中生最开始找的那个医生,他的做法并没有错,因为促排卵能增加女孩的雌激素,激发身体来月经。但他忘了这个女孩正在念高中,准备高考,她来看病的目的不是怀孕,而是让月经恢复正常,不影响学习。在这种情况下,促排卵不仅解决不了问题,还会造成她身体的过度负担。

当时我让孩子停止了促排卵,然后给她使用了孕激素类药物,大概十几天孩子的症状就缓解了,月经也来了。

所以,你给患者使用的治疗方案,一定要直击问题的核心，而不能无差别地用同样的方案来治疗不同的患者。

其次，你要选能让患者尽快抵达目的地的路，切忌"捡了芝麻，丢了西瓜"。面对患者时，你很容易只关注那些表面上的小问题，最后兜了个大圈子，不仅真正的问题没解决，还耽误了时间。

比如，面对一位 37 岁想怀孕，但卵巢功能下降，可能会导致流产的患者，你是要先辅助她怀孕，还是先给她调整卵巢功能呢？答案是先辅助她怀孕。因为人的身体状况是受到生理年龄影响的，你给她调整几年，就算卵巢功能调整好了（实际卵巢功能是无法逆转的），但是年龄也上去了，到时候怀孕更困难。你因为关注表面的小问题，反而错过了患者合适的生育时间。

那怎么才能避免出现"绕路"的现象呢？和你分享一个以目标为导向，倒推治疗方案的案例。我的一位患者长了子宫息肉，在找到我之前，她看了很多医生，做了多次宫腔镜检查，都在研究怎么让息肉消失，好开始备孕。我就跟她说："息肉不一定影响怀孕，你现在最应该做的是抓紧时间备孕。如果继续折腾息肉的事，你做宫腔镜清理息肉的手术越多，你的宫腔受到的创伤就越多，粘连就越明显，怀孕就可能越难。"患者听完后就不再纠结于息肉了，回家认真备孕，很快就顺利怀孕了。

站在患者的角度，任何症状都会让他担心，让他"前怕狼后怕虎"地一直在那儿绕路。但你是专业人士，在了解到患者的最终目标后，你要为患者分析哪些症状会影响这个最终目标，有影响的就要先治。至于其他的症状，只要不危及生命，就可以放在下一阶段再来治疗。

治疗方案的选择，是行业里评价一名医生水平高低非常重要的指标，而且随着医疗行业的迅速发展，同一种疾病往往有不同的治疗方案可以选择。所以，除了何方方医生提供的意见外，你可以再看看张凯医生提出的建议，让自己在未来的工作中，有更多可借鉴的经验，为患者做出合适的治疗选择。

治疗方案 2：要为患者以后的生活质量考虑

· 张凯

在选择治疗方案时，你要注意一点，就是要帮助患者做出最理智的选择。所谓理智的选择，不仅是指治疗效果好、经济负担小，更是指，**患者以后有较高的生活质量，接受治疗后能重返社会，过上正常的生活，有正常的工作和社交，获得**

足够的尊重。

比如，在为女性癫痫患者开药时，你就要考虑到，抗癫痫药物会影响女性的月经，引起内分泌紊乱，导致女性肥胖，患上多囊卵巢综合征。还有一些抗癫痫的药物是致畸性的，可能导致怀孕的女性患者腹中胎儿神经管缺陷。所以，在治疗女性癫痫患者时，你就要选择对内分泌影响较小、致畸性比较弱的药物。

还有一些癫痫患者很适合做外科手术，做完手术，只需要服用一两年药就可以治愈了。对这样的患者，你就要和他说明白，要在外科治疗上稍微积极一点，争取最终实现不发作、不服药、不影响生育的理想效果。

当然，在临床工作中，免不了有需要你和患者"较劲"的时候。我就遇到过一位患者，还是个孩子，患癫痫后出现了认知下降的情况。结果，这个孩子的家属也不管孩子的情况是否适合，非要让我给他做手术，一来就和我说："我们村谁谁谁，在你这里做手术给治好了，我这次来就是找你给我家孩子做手术的。我还指着他过两年找媳妇呢，人家要是知道他有癫痫，肯定不愿意。"

实际上，并不是所有情况都适合做手术。小儿患癫痫而出现认知下降，主要有三个原因：第一，引起癫痫症状的疾病，本身可能合并认知障碍，也就是说，并非癫痫直接引起的认知障碍，而是其原发疾病导致的；第二，癫痫作为直接病因，在反复发作期间，大脑神经异常放电，导致认知减退；第三，抗癫痫药物对认知产生的副作用。这三种情况，每种都需要选择不一样的治疗方案。

如果遇到这样的家长，你该怎么办呢？你要坚定地为孩子做出理智的选择。当时，我就对孩子的父母说，我非常感谢他们的信任，但不是所有的小儿癫痫患者都适合做手术治疗，孩子是否要手术，要根据孩子的具体情况来定。

当然，你可能还会遇到更严重的情况，就是患者家属因为自己的恐惧和对疾病的无知，拒绝更好、更适合患者的治疗方式。我之前也遇到过这种情况，孩子明明更适合手术治疗，但孩子家属说："我的天啊，我孩子还这么小，哪能做手术啊？开刀太危险了，不管怎么样，我们一定不做手术。"

在这种情况下，你仍然要坚持为患者做更理智的选择，立场明确地向家属解释清楚疾病的原理，解释清楚选择这么治疗的原因。

我记得我当时告诉这位患者家属："你这样不是在救孩子，也不是在爱孩子，实际上是在害孩子，等孩子长大后，你能负起这个责任吗？"

接着我给他解释，做手术切掉的是孩子大脑中已经有病的神经，切掉后，就相当于把癫痫发作期间由于异常放电累加导致的认知减退的链条打断了，这样孩子的认知就不会继续减退了。并且小儿神经系统的生长发育在 6 岁以前会有个黄金期，早早消除病灶，再通过后天的学习，孩子就有可能慢慢追上正常人的认知。如果现在不做手术，等到孩子 18 岁，癫痫是治愈了，可能认知也追不回来了。

在为患者选择更理智的方案的过程中，有时候可能会显得我们有点"不近人情"。但其实，我们是希望通过这样的方式，打破患者对疾病的无知和恐惧，从而做出更理智的选择。这也是我们医生身为专业人员要做的事。我们必须永远站在专业的角度，**替患者想得宽一点、远一点、长一点，让患者在接受治疗后，拥有更完整、更有尊严、更有质量的人生。**

现在，你已经从多个维度了解了该如何为患者选择合适的治疗方案。但这只是你能独立诊疗患者的第一步，因为随着你面对的疑难杂症越来越多，你很有可能会遇到无法明确诊断的情况，就是你不能确定患者得的是什么病，这个病的性质是什么，属于什么类型等。你所有的治疗都停留在表面上，可能用了很多治疗方案后，仍然看不到明显的治疗效果。这时，你要怎么办呢？

明确诊断：守株待兔，永远也逮不到兔子

· 何方方

协和医院的张孝骞教授说过一句话，叫"如果你守株待兔，那就永远也得不到这只兔子"。意思是一个人如果一直在既定的问题里打转，就无法跳出原来的框架。这句话用来形容诊断不明时医生进入死胡同再合适不过了。一条路，已经走到头了，为什么还要继续撞南墙？

在工作中，如果患者的病情一直难以诊断，你要做的不是揪着问题不放，而是要跳出问题框架，重新审视患者的病历，发现其中隐藏的异常。

给你举个我遇到过的例子。当时，一位 27 岁的女士在网上找我问诊。她说自己不来月经，想怀孕怀不上。不来月经这种情况的出现，和下丘脑 - 垂体、卵巢、子宫等都有关系。为了搞清楚原因，我就让她把近期的激素化验单全部发给我。化验单上显示，她的 FSH（卵泡刺激素）值低，这说明问题应该是出在下丘脑 - 垂体。垂体的功能是什么呢？分泌 FSH，指挥卵巢产生卵泡，产生雌激素和孕激素，最后产生月经。垂体有问题，FSH 分泌不足，从而无法指挥卵巢分泌雌激素和孕激素，所以就不来月经了。

但她说，她之前去过很多地方检查，医生也都注意到了

FSH 数值的异常情况，得出的也是下丘脑 – 垂体出了问题的诊断，但按照这个思路促排卵治疗，始终没有效果。于是我就让她带上所有的化验单，来北京一趟。

这位患者带来的化验单，真是可以用医学著作来形容，不仅数量多，而且时间久远，很多单子上的字都有点模糊了。我一张张地翻看着，同样，所有化验单都显示 FSH 数值低。

直到最后，我找到了一张皱巴巴的、几乎快揉烂的最早的化验单。这张化验单上的 FSH 值是高的。我把这张化验单拿出来，又重新翻看了剩下那一摞化验单，再次确认了只有这张上面的数值是高的。我就问她，为什么只有这一张化验单上的 FSH 值是高的？后来你做过什么吗？

她说后来在民营医院做过一次切除垂体瘤的手术。垂体瘤手术会导致垂体功能出现一定损伤，导致 FSH 数值降低。但是，在那次手术之前，她就一直没有来过月经。

过去给她看病做检查的医生，都没有注意到这个问题，都被 FSH 数值低这个表面现象迷惑了，当然按照这个方向治疗也没有效果。我调转思路，给这位患者做了卵巢相关检查，最后得出明确的诊断：她不来月经是卵巢本身发育不好导致的。卵巢发育不好是无法治疗的，这位女士转而借助试管婴儿相关技术，最终怀孕了。

我们协和的葛秦生医生说过一句话："凡是内分泌的问题，你用内分泌的办法都是可以解决的，如果用遍了内分泌的办法都解决不了，那可能就不是内分泌出了问题。"这句话非常精辟，意思是如果一种疾病按常规的方法治疗不了，那可能患者得的就不是这个疾病，你就得调转方向。

我在临床工作了几十年，非常赞同这句话。我还治疗过一个外地来京求医的小女孩，她已经到青春期了，却从来没有来过月经。当地的医生猜测是下丘脑–垂体或卵巢出了问题，但一检查却发现不是，没办法，只好用补充孕激素和雌激素的方法给她治疗。就这样用西医的方法治了半年，还是不来月经，于是女孩母亲又改求中医，天天给孩子喝中药，然而喝了一年也没治好。当地的医生没办法了，说："实在治不了了，你们去北京，上协和吧。"

我在给女孩查体时，发现她乳房发育正常，这代表她是有雌激素的，卵巢是有功能的。那到底哪里出了问题呢？我就让她去做个全面的妇科检查，结果发现她先天发育不正常，没有子宫。这下就可以做出明确的诊断了，这个女孩没有子宫，因此无论吃多少药、治多少次也不可能来月经。我对孩子妈妈说："别折腾孩子了，孩子身体没问题，对生活唯一的影响是，她未来生不了孩子。"

这个病例挺残忍的，同时也非常能展现疾病的真实情况。

遇到诊断不了的情况时，你就要想到，患者真正的问题，可能和你现在纠结的问题完全没关系。这就好比福尔摩斯说的："当你把绝不可能的因素都除去之后，不管剩下的是什么——不管多么难以置信——都一定是实情。"[1]

让医生无法诊断的迷惑因素还有很多，有的甚至来自同行。何方方医生说，很多医生不直接看患者的片子，而是看影像科医生出具的报告结果。但影像科医生是从自己的专业角度看片子，对其他专业领域的细节描述很难做到准确，这就容易误导医生的诊断。所以你做诊断时，一定记得要直接看患者的片子。

当然，在诊疗过程中，你除了要避免迷惑因素影响自己的诊断外，还要面对一个切实的难题，就是一旦患者病情恶化，或者治疗效果不如预期时，你要如何和患者、患者家属沟通。这也是众多医生共同面临的难题。接下来，我们一起去看看顾晋医生为你提供的建议。

1.〔英〕阿瑟·柯南·道尔：《福尔摩斯探案全集》，兴仲华等译，新星出版社2012年版。

▍艰难沟通：告知坏消息，让患者坦然面对疾病

·顾晋

在临床工作中，如果患者得了严重的疾病，比如癌症，或者出现了疾病恶化、需要截肢等严重的情况，大部分家属因为担心患者承受不了，会和医生说："患者什么都不知道，千万别告诉他实情。"现实中，确实有一部分患者不敢直面自己的病情。

但还有一部分患者，比如我接触过的大量癌症患者，都在治疗过程中告诉过我，他们其实早就从家属反常的表情、过度的关心、表面上过分的轻松中知道了自己得的是癌症。比起被隐瞒实情，他们其实更希望能了解自己的真实病情，这样可以更好地应对未来可能发生的情况，配合治疗，也能更充分地安排自己未来的时间。

如果你遇到这样的患者，你要如何告诉患者坏消息呢？怎么既把坏消息告知患者，又不让患者受到刺激？这个"度"要如何把握？

我的建议是，你在告知患者之前，要对患者的病情心里有个底。比如你面前的患者患的是直肠癌，那他做手术后能不能保住肛门？手术预后如何？这些你都要非常清楚才行。具体如何谈？我根据自己的经验，总结了三个原则。

第一个原则是，因人而异。 每个人的性格、职业、年龄、阅历、文化程度等都不同，对坏消息的承受能力也不同，因此你要综合评估患者的情况。如果患者是性格坚强、办事果断的人，承受能力比较强，那你可以直接把坏消息告诉他。但是，如果患者的心理比较脆弱、多疑，你就要谨慎对待。因为突如其来的强烈刺激，必定会引发他们强烈的反应，对他们造成心理上的伤害。

如果你对患者的承受能力没有明确的把握，当患者主动向你询问病情时，你可以问患者："你想知道什么？"如果患者回答"我想知道是不是癌症"，那你可以接着问："你已经知道什么了？"如果他说"我已经看了化验单了"，那说明患者已经知道了病情，并且做好了一定的心理准备；如果他说"我想知道我的病要不要紧"，那就代表他还没有做好心理准备。

所以，**第二个原则，避重就轻。面对没有做好心理准备的患者，你要懂得避重就轻、点到为止。** 比如患者诊断是癌症，天天便血。如果你因为担心伤害到他，直接和他说没事，他也不会信。这时你可以告诉他："你这个情况，我们需要进一步检查，有可能是溃疡，也有可能是肿瘤，咱们检查完再看。"这样虽然没说透，但患者心里也有点儿数了。

我曾经有一位患者被确诊为胃癌，她是一位老师。直到手术前一周，患者的女儿还不知道该怎么向患者开口谈这件事。当时我考虑患者可能还没有做好充足的准备，于是对她说："您的病情，不像您想的那么简单，可也不像我们预料的那么糟，因此需要对您进行手术探查，手术可以给出一个明确诊断，也可以切除病变的脏器，您是个有知识的人，相信这个道理对您来说并不难以理解，您同意吗？"听完，患者爽快地同意了手术。术后她对我说："从您和我第一次谈话，我就已经知道了自己的病情，当我能坦然面对肿瘤的时候，我和女儿反而都轻松了许多。"

再给你举个例子，这个例子里护士告知患者坏消息的方法，也很值得借鉴。一位患者一直以为自己得的是肠息肉，直到医生提出需要化疗，这位患者开始嘀咕："听说是得了癌症才要化疗，难道……"一旁的护士马上把话接过去，解释道："陈先生，您得了肠息肉，但有一部分病变部位从病理上看不太好，为了防止进一步向恶性发展，所以大夫建议您化疗。"她的这番话既没有让患者承受打击，也把情况告诉了患者。

第三个原则是，我们有办法。不管是能直接承受坏消息的患者，还是比较"敏感"的患者，你都要告诉他们，你有办法进行治疗。

我一般会这样说：我会想办法来帮助你，我们可以选择什么什么样的手术来治疗。这样，患者不至于听完坏消息后就绝望，知道接下来该怎么办，心中又重新确立起信心。从本质上而言，**我们用办法、花心思，告诉患者"坏消息"的目的，不仅在于告诉他们"发生了什么"，更在于让患者对自己的病情有充分的了解，更坦然、更坚强地面对接下来的治疗之路。**

看到这里，你已经闯过了独立诊疗过程中的种种难关。接下来你要读到的两篇内容，从不同维度介绍了如何让患者从你这里得到更好的治疗效果，以及让患者在结束你这里的治疗后，拥有更好的未来。具体要怎么做呢？胡大一医生和何方方医生，分别为你分享了他们的经验。

▎治疗效果：随访是医生的职业习惯

· 胡大一

　　不管你是什么科的医生，患者在你这里看完病，或者做完手术出院后，如果你认为治疗就算结束了，患者接下来就和自己没什么关系了，那不仅患者的治疗效果很难得到保证，你的临床能力也很难得到提升。因为你怎么就能保证，你的治疗是对患者有用的、安全的呢？

你的治疗对患者安全、有效，也包括中远期疗效。拿我们心内科常见的高血压病来说，比如你给患者开了三种降压药，但你根本不知道，患者回家只吃了两种，甚至只吃了一种。结果过了一段时间，他又来找你看病了。你一看，他吃了三种降压药都没降下来，就给他诊断为顽固性高血压，又给他加药。但其实你没有随访，你不知道患者普遍担心"是药三分毒"，往往读药品说明书比大多数医生更认真、仔细，医生开三种降压药，不少患者会做选择性的服用。最后，患者在你这儿看不好，就又去看别的医生了，既花钱又受罪。再看看你自己，如果你在临床干了好几年，还只是一直做低难度的重复性工作，那你的水平就难以得到提高。

所以，随访是治疗过程中非常重要的一个环节。那么，随访仅仅是定期问问患者情况就可以了吗？当然不是。

你要从最初的诊断，随访到患者最后完全康复。你可以按照这个步骤进行：开始是怎么想的，后来是怎么想的，中间发生了哪些变化，变化的依据是什么，从中找出规律性的东西来。

通过母亲对我的熏陶和我自己半个多世纪学医从医的经历，我切身体会到，医生最重要的老师是患者。**只有随访患者的诊治过程，医生才可能在不断试错、纠错中前行，实现对每位患者有可能的最好疗效，也在此过程中螺旋式地提升自**

己的诊疗水平。

我母亲是一名妇产科医生，经常遇到来治疗不孕症的患者。那个年代的治疗，通常只是单纯地针对患者的生理问题进行。但是我母亲通过随访，发现导致不孕症的原因有很多，而女性的情绪是其中非常重要的一个。

所以她后来还会注意了解患者的婆媳关系，以及患者是否有过一些不愉快的经历等。随着随访的患者越来越多，她自身的能力也不断得到提升，后来就变成了我们当地患者口中的"送子观音"。而她记在小本子上的那些患者地址，也随着时代的变化，变成了一个个患者的电话号码。

我自己成为医生后，随访也成为我的职业习惯。我会主动让患者加我的微信，我对患者的随访，从几个月，到几年、十几年的都有。受益于这个随访的习惯，我在做出诊断时能够更有底气和信心。

有一位患者，他之前看的医生诊断他可能会因为血管堵塞而随时发生猝死，所以给他做了心脏支架手术。可是术后，他的症状更重了，因此他非常担心支架出问题，导致猝死。于是，这位患者就在医院前前后后做了 4 次手术，一共在心脏里置入了多达 12 个支架，这是一个让人难以置信的数字！但即便这样，他的问题还是没有得到解决。

这位患者的心情越来越恐慌，因为担心猝死来不及到医院救治，他不敢住自己的房子，直接租了个医院对面的房子。但猝死的最佳急救时间一般是 4 ～ 6 分钟，他又担心自己即便住在医院旁边，也来不及尽快到达医院，干脆跑到医院里，跟医院商量求租一个长期的病床，让他的爱人和家人夜里不关灯，轮流照看他。这下给他治疗的医生也没招了。医生一方面认为支架的确对他不管用，另一方面也搞不清楚到底是什么原因。

后来这位患者找到了我，我诊断他为心理上的惊恐，即焦虑的急性发作和慢性焦虑，而不是之前医生认为的心血管堵塞。因为我学过心理学，也有精神科的处方权，就给他开了治疗心理疾病的药物。之后，我对他进行了漫长的随访。

在随访的第一阶段，首要目的是了解药物是否安全有效。同样是焦虑，不同患者用药不同，这是医生试错、纠错的关键时段。另一目的是确认患者是否服了药。因为社会上存在对焦虑、抑郁的病耻感，患者常常不易理解胸闷、胸痛、心悸等症状与情绪的关系，并对抗焦虑、抗抑郁药物存在普遍的抵触心理，认为药物副作用大，有药物依赖，一旦吃上停不了。所以，利用 2 ～ 3 周时间把这两个问题了解清楚至关重要。

第二阶段是两三个月的随访周期，主要判断患者用药的剂量是否合适，调整剂量，扑灭余火。余火不灭，疗效就达不到最佳，且易遗留复燃后患。比如患者吃了两三个月药物，症状明显好转，但只好了七八成，身体还有残留的不适，那就说明可能是药物剂量还不够，需适当增加。

第三阶段是六个月的随访周期，目的是强调用药依从性[1]。同时，如果是症状轻、病程短的患者，在患者服药六个月后，可以指导其减停药物。对病情重、病程长的患者来说，重点是提醒不要过早停药，停药过早的话，病症容易复发。

在工作中，医生完成这三个阶段的随访，只代表初步的诊治流程告一段落。随访仍要继续：一，你需要提醒患者遇到问题及时沟通；二，每半年到一年进行一次随诊。

我上面提到的那位患者，经过长期随访，确保他后来没有复发，状态也调整了过来，不再整天守在医院，而是回家开始正常工作了，我心里悬着的石头才算落地，他在我这里的疾病"故事"，才算完整了。

从古至今，患者认的都是能把疾病治好的医生，古时候甚至把医术高明的医生称为"神医"。其实只有我们真正在临床"耕耘"过的人才知道，哪里有什么"神医"，只有肯对患者下功夫，肯实践，又坚持随访，一步步成长起来的医生。这是提升医术、最终获得患者认可的关键所在。

---

1. 即坚持用药，不随意减少药物。

治疗结案：给患者指出未来的道路

· 何方方

　　治疗结束后，如果患者恢复情况良好，医生的工作就结束了吗？不是的，你还要根据患者的情况为他指明一条未来的路。**我们必须记住，疾病带来的除了对患者身体的影响外，还有对生活的影响。即使治疗效果已经达到预期，医生也要从专业的角度，为患者下一步怎么办给出建议。**

　　我们协和之前来了一位子宫内膜异位症患者，因为病情很严重，她的手术由协和妇产科的一位科主任负责，一共做了七个小时。此外，手术还请了协和的外科医生、肛肠科医生、泌尿外科医生随时待命，一旦手术中患者哪个部位出现了意外，相关科室的医生马上就上手术台。

　　手术结束后，科主任给她复诊，各种检查结果都显示预后效果非常好，也没有出现相关的并发症，按理说治疗就应该结束了。但科主任知道她有生孩子的计划，于是告诉她："你的术后恢复情况很好，不过之后来月经会增加疾病复发的概率，所以我们给你使用的抑制复发的药会让你暂时停经，这并不影响你怀孕。我知道你想要孩子，我建议你，可以趁这个时间去找生殖中心的何大夫咨询一下。"

　　于是患者马上就来找我了。我一看患者的情况，就知道现在怀孕对她而言是最好的：一方面，她能完成自己要孩子的心愿；另一方面，在顺利怀孕后，她会有将近十个月不来月经，孩子出生后还有差不多一年的母乳喂养，算下来有两年左右的时间她可以不来月经，也就是说在这两年里，疾病的复发率也会降低。当月我就赶紧安排她做了促排卵，患者不久就顺利怀孕了。

再比如妇科的子宫内膜癌。一提到癌症，大家都觉得挺可怕的，但是这个子宫内膜癌本身发展很慢，而且局限在子宫里，不太容易扩散。所以对于这种疾病，我们一般选择药物控制，以保证患者的生育功能，并定期复查。一旦发现患者的病情有好转，如果患者有生育的计划，我们就会马上安排患者联系生殖科的大夫，等患者顺利把孩子生下来后，如果癌症有复发或者扩散的情况，再选择手术切除。这样一来，我们就能把对患者生活的影响降到最低。

看完如何独立诊疗患者后，接下来，我们就要进入"进阶通道"部分的第二站——独立主刀手术了。在正式进入前，我们先来了解手术全流程都包括哪些内容，看看你作为主刀医生，所介入的范围和要承担的责任是什么。

手术全流程被称为围手术期，包括术前、术中、术后三个阶段。每家医院规模不同，主刀医生在其中介入的工作范围也不同。如果你在一家小医院工作，你可能不只做术前沟通、评估、术中操作等工作，术后患者的保障处置你也要参与并主导；如果你在一家大型三甲医院工作，你可能只负责术前和术中的工作，术后的工作则由病房的医生负责。

虽然工作范围有所差异，但是作为主刀医生，你要承担的责任是相同的：第一，通过手术治疗患者的疾病问题；第二，保障患者安全，尽可能地降低手术并发症等问题。

关于第一点，如何通过手术治疗患者的疾病，各个科室有各自专业的治疗方法，你可以在所在科室进行专业的学习和历练。在这里，我们主要讨论的是第二点。它不仅关系患者的安危，也关系你作为医生的职业生涯，因为一旦你的患者由于并发症或手术操作不当等原因死亡，你很有可能就会陷入职业生涯的瓶颈期，很长时间你都会不敢上手术台，不敢做手术。这是行业里的手术医生全都竭力避免发生的状况。

接下来的内容，就是通过各位受访医生在手术中总结出来的共性经验，告诉你如何避免风险，以及遇到风险时要怎么办。

主刀手术时要注意什么，才能避免进入职业"瓶颈期"

▌术前沟通：合理预期，是对医患双方的保护

· 张凯

有句话说，"最好的术前沟通，是患者家属含着泪把手术同意书的字签了"。你可能觉得这样说有点夸张，但它强调了一件非常重要的事情——让患者和患者家属在手术前对风险有充分的认识。

在我们这个行业里，有的医生经常有麻烦，有的医生几乎没任何麻烦。后者不见得医术比前者高明，很可能是他让患者对手术结果建立了正确的预期。

我之前遇到过一位年仅 20 岁的癫痫患者，脑损伤范围特别大，如果做手术，很可能会出现癫痫问题没解决，反而因为脑神经切除导致偏瘫的情况。我和患者父母说，不建议做手术，风险太大了。可父母特别坚持，一定要做。我就把手术会出现的最坏情况告诉了他们。在患者家属表示可以接受

后，我们才做了这台手术。后来患者来复诊，恢复情况非常好，术后一次也没有发作过，患者和家属都很高兴。

反过来，如果我没有明确告知手术风险，患者家属满怀期待地签了手术知情同意书，结果孩子偏瘫了，他们会是什么心情？肯定会因为和预期不一样，找 12345 投诉，甚至是闹到北京市医调委[1]，或者是闹到医院来。

所以事先让患者建立正确预期，也是对患者信任的保护。当我们在医疗发展水平、自身能力都有限的情况下，尽力做好手术，避免了可能出现的风险时，患者会知道你尽力了。当我们用尽所有努力，仍然出现风险时，患者有心理准备，他们也会知道，医生没有吓唬他们，也没有忽悠他们做手术。

此外，**手术前对患者及家属的详细交代，要在医疗文书上留下记录，这也是你对自己的一种保护。**

我治疗过一位患有"疼痛病"的患者。大多数疾病都可以进行客观的检查和判断，比如眼科医生用手电筒对着患者的眼睛照，刺激患者视觉，患者都没有反应，就说明患者没有光感，这是没法伪装的。但疼痛是一种主观感受，医生无法证明患者是真疼还是假疼，只能通过患者的主观描述判断病情

---

1. 全称为北京市医疗纠纷人民调解委员会，承担中央、厂矿企业、市属三级医院以及其他各级各类医疗机构的医患纠纷调解工作。

轻重。

我当时给这位患者做了分析，他患有轻度脑梗死，所以我选择给他做运动皮层电刺激术。手术之前，我和他详细沟通了相关风险和治疗效果，他说没问题，签了手术知情同意书。手术中，我把电极埋入患者大脑，形成电刺激。手术很成功，患者也表示疼痛的情况有明显改善。

但没想到，后来他对治疗效果又不满意了。我让学生加了他的微信，指导他进行脑部电极的程控[1]调整，他仍然不满意。他找到我说："你做的手术没用，我白花了20万块钱，你给我退钱吧。"医院肯定不会同意这种要求，于是这名患者就闹到了北京市医调委。医调委对相关医疗文书进行调查后判定，我的治疗没有任何问题。

幸好当时所有的沟通过程、医疗行为都留下了记录。虽然这样的事情我们都不愿意发生，但面对如此敏感的医患问题，我们不得不提前让患者建立合理预期，这样才能把风险降到最低。

对于如何做好术前沟通，张凯医生还给你准备了三个要点。第一，你要考虑患者家属的承受能力；第二，你要询问清楚，患者家属中有哪些人可以参与决策；第三，如果患者家属

---

1. 医生通过体外程控仪，对埋入大脑中的电极进行参数调整。

拿不定主意，你可以建议对方请家里能做决定的亲戚过来，一起开家庭会议后，再做决定。

此外，张凯医生对如何做好术前评估也为你提供了一些建议。

▌术前评估：避免误做，要有多学科意识

·张凯

我们各个科做手术前，都要评估患者是否能做手术，用什么方式做手术，以保障患者的手术安全和效果。你别小看了这项工作，要把它做好其实很不容易，无论多么优秀的医生都有可能在这里失手，也就是评估失误，明明没有手术指征，结果却给患者误做了手术。

那么，究竟该如何做好术前评估呢？是根据各个科室的评估标准，更深入地和自己手术团队的人一起研究患者是否有手术指征吗？这是手术医生必须具备的基础，不是加分项。如果你希望避免误做，你还需要具备多学科的意识。**这里面，既包括在手术评估时，邀请其他学科的专家一起评估；也包括在平时，除了自己的学科知识外，深入学习其他学科的专**

业知识。

之所以对你有这样的建议，源自我曾经的一个案例。当时我刚到癫痫外科工作不久，接诊了一位患者，我看了患者的症状和磁共振影像，都显示大脑中有同一个异常放电的位置，于是诊断为继发性癫痫，给这个患者开了住院证，准备做手术。

患者入院后我常规请癫痫内科专家会诊，结果却让我大吃一惊。内科专家认为，孩子身体瘦弱，发作时呕吐，运动不耐受，高度怀疑是线粒体脑肌病中的 Melas 综合征。这是一种神经内科疾病，由基因异常导致，不适合做手术，因为它在大脑中引发的异常信号会四处游走，而不是停留在一个位置。

癫痫内科专家建议我们暂停手术，做基因检测。我虽然不太相信，但还是尊重了他们的建议。一个月后基因检测出来了，确实是 Melas 综合征。几个月后患者再次来门诊复查，磁共振显示在另一个脑区出现了信号异常，也证实了专家的诊断。

年轻时的失误给我留下了深刻印象。一方面，它体现了我当时对疾病的认识不足。另一方面，它也提醒我，作为一名手术医生，需要向其他学科的医生学习，才能避免出现类似的情况。比如自身免疫性疾病的病因，我就需要向内科学习；涉及基因的疾病病因，我就需要跟儿科医生学习。

在做术前评估时，我也会与其他学科一起合作。

作为一名神经外科医生，我把术前评估称为"找到犯罪分子"的过程。因为我的专业方向是癫痫，癫痫的主要治疗手段是切除导致病人癫痫发作的病灶。这个病灶，有时候在影像上的表现微乎其微，根本看不出来具体在哪里；有时候，它的范围又非常广，比如大块的脑软化灶。但是那么大块的病灶，我要把它全切了吗？肯定不可能。所以我们要搞清楚"犯罪分子"，也就是病灶，具体在哪儿，能不能做切除性手术，能切除多少。

面对这么狡猾的"犯罪分子"，仅仅依靠我们神经外科的医生肯定不行，所以我们还会邀请神经内科的医生。如果患者是儿童，我们还会邀请儿科医生一起评估。这种做法的专业名称叫"多学科会诊"，我把它称为"法官断案陪审团制度"。就是大家针对患者的片子、病史等资料，提出自己的想法，共同找到这个狡猾的"犯罪分子"。找到之后，我们再共同讨论用什么样的方式消灭它。如果意见不统一，大家就各自说明理由，最后采用举手投票的方式决定，以确保最大的准确性。

动手术，是一件"开弓没有回头箭"的事。这就是我格外强调你要向其他学科学习、与其他学科合作的原因。我们要尽可能地确保射出去的这支"箭"正中靶心，也尽可能地确保自己是个考虑周全的医生，让手术安全、有效。

手术操作：行云流水，来自每个高质量的细节

· 马长生

我们心内科做的心律失常导管消融，虽然专业的名称是"技术操作"，但一般也被称为手术。尽管它与其他手术有很多不一样的地方，但我们心内科和其他科室也有相通之处。比如，医生一般都有自己学科的排名，比如"某某第一刀""某学科高手医生排行"等。

高手都有独到之处，他们在手术中的一些关键性操作都会被大家所学习。这导致很多医生认为，自己只要学会一些关键性的操作就可以保证手术成功了。如果你也这么想，那你就陷入误区了。

因为无论你在哪个科，一台成功的手术，不在于你用所谓的关键技术，做好了所谓的关键几步，而在于你完成的每一个高质量的细节。因为每个细节都决定着最终你的手术成不成功，安不安全。

拿我们心内科的介入手术来说，首先，台面要干净，一滴血、一滴水都不能有；其次，各类手术操作器械都必须摆得整整齐齐，这样，不仅操作器械时不容易发生感染，而且手术医生一眼看过去赏心悦目，心情也不容易烦躁，手术的专注、耐心程度就会高很多，在手术中出错的概率也会小很多。

在给患者穿血管时，我们需要用到两毫米粗细的针。大部分医生的做法是，先把针穿进患者的血管，然后看着介入室里的大屏幕，试试能不能穿透血管前壁，如果不行，就再穿一次。这种做法是不可取的。你得事先想清楚血管进去后要怎么走，争取一针穿透血管前壁，这样做最安全，最不容易出血。

手术中，你要切记，一句废话都不要说。有一次做手术，我手下的医生对躺在手术台上的患者说："叶老师，现在准备给您做手术，待会儿可能会有点疼，如果忍不住，您就告诉我们，注意不要大喘气，也别紧张。"这番话听起来很正常，甚至还很亲切、细心，但我当时马上就批评了他。

为什么呢？因为越和患者说别紧张，别大喘气，患者就会越紧张，疼痛时就会喘得越厉害。患者的这种紧张情绪和表现很可能会影响手术医生的操作。

再比如，我们给高龄房颤患者做导管消融手术时，他的心脏在手术屏幕上会显示成一幅彩色图片，上面有几十、上百个红点，任何一个点操作得不到位，都有可能导致他的心脏破一个洞，必须开刀抢救，这一抢救，他的死亡概率就会大大升高。所以，每个点都需要你细致处理，轻微地转动导管，缓慢地推进或者撤回导管，才能确保手术有更大概率成功。

那么，在实际操作中，怎样才算是每个细节都做到位了呢？当行业里的专业人士拿着一个放大镜，用你所处时代最严格的标准看你的手术，都找不到一点毛病时，你的手术操作就算到位了。

┃手术习惯：绝不冒进一步，也绝不后退一步

·马长生

你可能在行业里，或者在电视上看到过，有的医生手术失败后，说"手术难度太大了"。的确，有的手术难度是很高。但再难的手术，你也不能认为，手术难度系数高，患者的安全就没法保证了。如果你有这样的想法，那你永远在手术台上都拿不到高分，也无法成为受到行业认可的医生。

为什么呢？第一，如果一场手术你做失败了，患者重则会失去生命，轻则会残废；第二，这里面体现了医生能力的差距。举个极端的例子。一名医生，做简单的手术，患者死亡率是万分之一，做复杂的手术，患者死亡率是百分之一；而另外一名医生，不论是做简单的手术还是做复杂的手术，从没出现过患者死亡的情况，那你觉得，这两名医生的能力是一

两倍的差距吗？不，是无数倍的差距。

所以，就算像我们心内科这样，做心律失常导管消融手术本来就很安全，你仍然要立下强烈的志愿——有生之年，保持手术零死亡率。

但手术台如同战场，任何一场手术都有可能出现不可控的情形，怎么才能做到零死亡率呢？在此分享一个我自己做手术几十年最重要的感悟，叫"绝不冒进一步，也绝不后退一步"。

"绝不冒进一步"的意思是，永远不去冒不必要的风险。比如，患者还没有到不做手术就会失去生命的地步，但你想通过手术把患者的疾病治好，提高他的生活质量。可是在手术中，你遇到了没有把握处理好的情况，此时你可以选择终止，让患者另请其他有经验的医生处理。或者在手术中，下一步你不知道该怎么处理了，感觉处理不好了，你可以把手术叫停，把血止住，把开口缝合好，承认自己失败了。为什么要这样做呢？因为如果这次治不好，患者未来还可能再上手术台，但如果这次出了大事故，患者的人生是不能重来的。

"绝不后退一步"指的是，在手术中遇到紧急状况，患者生命危在旦夕，需要抢救时，无论如何你都不能后退，一定要为患者争取到一线生机。我在职业生涯中经历过两次紧急情况，至今我都印象深刻。第一次是在 30 年前，当时我还在跟着胡大一老师做心脏支架手术。手术过程中，患者的心脏被打穿孔了，心脏里全是血，血压掉没了。当时的技术设备还比较落后，我们根本找不到原因。为了抢急救时间，胡大一老师站在那里，指挥我们参与手术的几个年轻医生轮流按压患者的心脏，让他保持血压，不要脑死亡。就这样一直抢救到凌晨，最终把患者抢救回来了。

30年后，我已经自己带团队了。有一次在手术过程中，患者突然出现并发症，眼见着人就不行了。当时做手术的医生都是我的徒弟，已经是现在国内一流的手术高手。他们把我叫来帮助抢救病人，大家站在那里，虽然没有说话，但他们脸上绝望的表情在告诉我，人不行了，只能算了。我没有批评他们，只是用极其严厉的目光盯着他们，无声地说道：我们绝不后退一步，我们必须从死神手里抢回一线生机。

随即，我大吼一声："所有小伙子排好队，每人轮流按压患者的心脏两分钟，保持血压！"说完我马上呼叫外科医生参与抢救。最后我指挥外科、内科医生一起，花了一个半小时，通过人工心脏把患者抢救回来了。两个小时后，患者在病房醒了过来。按照行业里的通常经验，这种危急情况下，患者要么很难救回来，要么救回来后大脑会出现严重损伤甚至脑死亡，但术后患者大脑没有出现任何问题。

能将手术中的危急状况完善处理好的背后是什么呢？是

经验，更重要的是坚决不后退一步的决心。手术中遇到的很多危急情况都是超出你的经验的，这时，哪怕敌军再强，你只要多一分决心，多挺一分钟，就有可能找到击退敌军的方法，找到患者出现问题的原因，将患者从死亡线上拉回来。所以，我们坚定的信念是，不管战况如何，我们心中永远只升胜利的旗帜。

看完之后，是不是感觉挺紧张的？紧张恰恰是你在手术出现紧急情况时，必须要克服的心态。

你必须足够镇定，按照自己所在学科的标准化抢救流程去做，一定不能弄错。张凯医生说，每个流程都是通过反复试验设计出来的，能最大限度地抢救患者，一旦你弄错一个环节，患者就很有可能失去生命。

作为主刀医生，你肯定会遇到风险极高的患者，一旦为他做手术，你可能就要承担很大的风险。如果真的遇到这样的情况，你要如何面对呢？

顾晋医生说，他会听从自己心底的声音。表面上看，患者可能没救了，或者手术风险非常大，医生肯定要承担风险，但心底却有个声音告诉你，这个手术能做成功，那你其实就应该听从心底的声音。

如果这时你觉得还是算了吧，多一事不如少一事，那你的内心和行为就没有统———你知道自己能力足够，却因为怕麻烦、怕风险而拒绝了患者。

如果你选择了为他做手术，那你就成功跨越了医生从业生涯中最难的一关，成为对得起自己、对得起良心、对得起患者，内心与行为统一的医生。

┃手术保障：安全倍增，源自术者的担当

· 马长生

当主刀医生，你要面对一个核心难题，那就是患者术后可能出现并发症乃至死亡。原因是什么呢？很有可能不仅是你的治疗过程出问题了，而且你所在医院的系统流程也出了问题。

每家医院都有自己的系统流程，从门诊挂号，再到住院、手术、术后康复管理等，共同构成对患者严密的安全保障。但我发现，如果术后患者出现并发症，乃至死亡，大部分都是因为系统流程出漏洞了，而且有时漏洞还不止一个。

五六年前，我们医院有过一个特别惨痛的经历。有一位70多岁的患者，因为房颤做了两次手术，症状消除了好几年

之后，又发生了房扑[1]，导致严重的心力衰竭。于是，我们又做了一次射频消融手术，极快地成功消融并终止了持续几个月的心动过速。主刀医生和学习的医生都非常振奋，特别有成就感，这么严重的心衰终于治好了！但是，患者下台后突发严重的心肌梗死，经抢救无效，不幸去世了。

问题出在哪里呢？我们研究发现，原来是系统流程出现了漏洞，经验欠缺的助手没有充分排气，导致导管消融过程中有气体误入冠状动脉。**一名患者的手术失败，背后的系统漏洞往往不止一个，而是好几个环节都出现了失误。**

在行业里，还有很多比这更惨痛的教训。你作为系统中的关键一环，该如何尽可能地保障患者的安全？我觉得主要应做到以下两点。

第一，严格要求自己。你要保证自己不犯任何一个错误，并且把有可能出现的错误在自己这里全部解决。要做到这一点，你必须抱有坚定的信念——做手术时能靠的只有自己，就连助手也不能完全"信任"。**你要把手术中可能出现的所有危险状况全部预想一遍，准备好处理方案，以确保万无一失。**

你可能会问，术后患者会被送到病房，由病房的二线医

---

1. 即心房扑动，一种发生于心房内的快速心律失常，可以引起心悸、胸闷等不适，需要进行积极治疗。

生、护士管理，他们必须每半小时为患者量一次血压。如果患者心脏出血，他们却没及时发现，那就要出大问题了。对于病房里的事情，你作为主刀医生，又能怎么办呢？

事实上，如果你在手术中操作好了，术后患者心脏就不会出血，后面的风险也就降低了。因此，虽然你没法决定整个系统的水平，但只要把你负责的环节做好，你就能最大限度地及时发现并弥补系统漏洞。

第二，有能力后改善环节。等你当了科主任，有能力改变系统时，你可以持续改善环节。

根据我们医院的记录，2001 至 2015 年，15 年里，我们科室做了 1 万例手术，患者死亡人数是 1，而且还不是手术原因，而是患者出院后一个月突发脑中风死亡。但 2015 年之后的两年间，我们做了 5000 例手术，患者死亡人数是 4。死亡率从最初的 1‰ 变成了 8‰，足足翻了 8 倍。

对这个数据对比结果，我们团队极其震惊，为什么会这样？经过分析后，我们发现原因就是系统环节出了漏洞。死亡率高的这几年，我们医院有一大批年轻的医生开始独立做手术了。而我们盲目乐观地认为，过去 15 年很安全，现在一定也会很安全，没有针对"大批生手做手术"这一情况建立足够强度的临床保障措施。

2017 年，我下定决心一定要把死亡率降下来。我和团队成员制定了"安全倍增"计划，目标是用 5 年的时间，达到 1 万例手术零死亡率。当时，我们学科能当专家、能独立做手术的医生在全国有 300 人。我们请来了 200 人，一口气开了 16.5 小时的会议，讨论如何保障手术安全。会议主要包括这么几个环节：第一，把各自手上典型案例的并发症拿出来讨论；第二，分享提升患者生存率的经验；第三，制定落实到实践中的原则。从那次会议后到 2022 年 3 月份，我们医院做了 9000 例左右手术，实现了零死亡率，正好过去了 5 年。

我定下一个目标，我们应该努力像航空行业预防飞机事故一样，预防术后并发症的发生。成为主刀医生中的高手注定是一条漫长的道路，也注定是一条艰辛且不断精进的道路。在每个阶段，我们都要勇于担当，尽全力扮演好当下的角色，这样才能为患者的安全提供切实的保障。

到这里，你就告别了处处离不开一个"险"字的手术部分。这也预示着，你已经完成了医生进阶阶段职业预演的全部内容。祝贺你！

稍作休息后，我们可以接着去往下一部分内容。

CHAPTER 4

第四章
高手修养

"高手修养"部分的核心内容是为你预演一名医生职业生涯的最高阶段。

在实际工作中，这个阶段的你，职称已经到了主任医师级别，你穿着白大褂拍的照片，也被挪到了科室门外墙上的顶端位置。

这个阶段，你可能已经不再像新手或者进阶期那样，在具体诊疗工作上有明显"艰难"的感觉。你的收入，基本上属于科室最高水平，你得到的尊重是整个科室最多的，承担的责任也是最大的。这时，你在行业里的资源、声望都累积到了一定地步，如果你愿意，会有很多医院向你伸出橄榄枝。

当然，你在这一阶段要接受的考验也是最为全面的：

第一，医生这条路很漫长，除了具备娴熟的技术，还有哪些因素决定了你能否成为一名好医生？当你转换角色，开始带领科室，想让科室发展得更好时，你又要朝哪个方向努力？

第二，面对肩头最重的任务——学科发展，你要如何应对？

第三，当你希望自己的职业生涯更上一个台阶时，你要怎么办？

接下来，我们会围绕上述三个方面，带你去看看高手在这一阶段面临的考验和应对的方法。

高手必须具备的内在素养是什么

▍为医成熟：知道自己不该做什么，把该做的做好

· 胡大一

很多患者，甚至很多医生都认为，所谓高手医生，就是会很多诊治的手段，会很多手术的术式。但如果你希望自己的职业生涯一直不走偏，在未来有机会成为真正的、得到广泛患者认可的医生，你对高手医生的理解就需要再进一步。当然，这不是指你要去做什么手术术式的创新，而是指你要拥有自己的价值判断，知道自己不该做什么、该做什么。不该做什么，就是患者不需要的一律不做；该做什么，就是通过仔细的问诊，你能马上判断出患者需要什么、不需要什么，从而为每位患者制定出最为优化的治疗方案。

要做到这一点，背后必须有强有力的支撑，那就是医生能力的成熟度。这就需要你不断掌握丰富的临床医学研究证据，并日益累积临床经验。

我们都清楚，医疗永远是无底洞，但医疗行业绝对不是

花钱越多、疗效越好的行业。比如同样是高血压，最新、最贵的药物，并非对每一个患者都是安全有效的，可能很便宜的药物反而最适合解决某个具体患者的具体问题。

如果一名医生足够成熟，他就会充分考虑患者疾病的情况，根据行业内现有的研究成果、手头的临床证据、自己多年的行医经验，甚至是常识，结合患者的经济收入、医保状况等，为患者制定一个、两个，甚至三个治疗方案，然后告诉患者每个治疗方案的利弊，和患者共同做出决策，选出最优的治疗方案。

我之前接诊过一位患有房颤的 83 岁老人。他已经去过了很多家医院，医生都建议他做射频消融手术，或者采用左心耳封堵术[1]，又或者安装心脏起搏器。

但这位老人本身不想做手术。看了我的抖音科普后，他就来找我。我告诉他，根据他的情况，他可以选择不做上述三种手术。他问为什么，我向他解释：第一，他没有任何不适症状；第二，他虽然已经 83 岁了，但是没有高血压，没有糖尿病，没有卒中[2]过，心脏功能也很好，属于低风险人群，如果想要治疗，可以口服抗凝药，预防卒中。

---

1. 将塞式封堵器经过静脉送至左心耳，预防左心耳血管处形成血块。

2. 即脑卒中，俗称"中风"，由于脑部血管突然破裂或因血管阻塞导致血液不能流入大脑而引起脑组织损伤的一种疾病。

当时我就在他的病历上写了三个建议：不建议做射频消融手术，不需做左心耳封堵，不建议安装心脏起搏器。其他医生看到后都非常惊讶，甚至拿起手机拍照，因为给患者这样的建议要承担很大的责任。**选择不做什么，是需要判断力的。敢说不做什么的医生，一定是更有经验、更有判断能力、更敢承担责任，也更能担起责任的人。**

至今，这位没有接受介入手术治疗的患者，健康状况仍然非常好。

还有一位患者，在做了两次介入治疗后都没有任何改善。找到我后，我建议他不再做介入治疗，改用药物治疗。随后，我对他进行了四年的随访，他的身体状况一直很稳定。

我能这样明确、果断地向患者提出建议，第一是因为我经历过技术、药物最为匮乏的年代，但即使是在当时极其有限的医疗条件下，稳定性心脏疾病患者不做任何介入治疗，仅仅依靠普通药物，也可活得很长寿。第二是因为，随着技术的发展，所有心脏疾病患者，无论轻重缓急，都被要求做介入治疗，看到这个情况，我心里很质疑。所以，我检索、收集临床研究证据，并根据自己的多年临床经验，尤其是数十年累积的长期随访病例进行总结，最后得出明确结论，高成本的生物医学技术存在不恰当使用、过度使用，甚至滥用的严重问题，浪费了医疗资源，突破了不伤害患者的医生职业道德底线。

医生是手握武器的人，武器可以救人，也可以"伤人"。我们身为医生，要替患者解除痛苦和负担，而不是增加痛苦和负担。当你清楚地知道什么不该做、什么该做，并敢于承担决策的责任时，你就是能驾驭手中武器的人，你的临床能力、经验和判断力就成熟了，同时你也成了一名能从患者核心利益出发，而不会人云亦云的医生。

医学认知：更新理念，才能持续优化过程

· 何方方

医院的管理制度是层级制的，日常工作中遇到紧急情况，下级医生可以向上级医生请示，由上级医生指导，并承担责任。这种制度为医疗安全和医术的传承都提供了一定保障，但也给作为带头人的你提出了更高的要求。甚至有时候，你可能要面临从无到有、独挑大梁地开创一个科室的挑战。这时，你就不能停留在"有什么问题，就解决什么问题"这种观念上了，而是要有自己的内核，有意识地主动更新自己的医学理念。

但医学理念的更新，不是多看看书、多参加行业大会就可以实现的。因为对于尖端的科研成果，往往各个国家、各个医院都会严格保密。所以，**要想不断更新医学理念，你首先要主动争取改变"无知"状态的机会。**

我自己就经历过这个阶段。我一直记得，世界上第一例成功的试管婴儿是 1978 年出生的，咱们国家成功的第一例是在 1988 年，是北医三院做的，之后湘雅医院有了第二例。而在同一时期，协和医院只做了试管婴儿前期的输卵管内妊娠，培养的过程一直没有成功。我身为协和人，并且身处相关科室，深感遗憾，总觉得需要有人站出来主持这项研究。

当时我在新加坡的一所医院学习临床，但没有机会学习试管婴儿的相关技术。我可以跟着他们的医生进手术室，可以看他们取卵、移植，但就是看不到他们的胚胎培养过程。

我到现在都记得，那所医院做胚胎培养是在一间小黑屋子里，我就老趴在那间屋子的窗户上往里面看。其实里面黑漆漆的，什么也看不见，但我就觉得那间屋子深深地吸引着我。特别是每次他们移植时，胚胎师会把胚胎送出来，看到胚胎师举着装有胚胎的器皿那一刹那，我觉得特别神圣，感觉他简直就是送子观音。

我太渴望知道里面发生的事情了，但在那里学临床的半年，我申请了好几次，他们都不让我进去。后来有一位医生看我那么执着，问我愿不愿意参加临床胚胎学的硕士研究生班，如果想参加，需要取得我所属的协和医院的同意。我就给当时负责协和内分泌科的葛秦生教授打电话说了这件事，她很支持，但同时也表达了担心，因为她知道我底子差，只会一点临床英语，也没有实验室做科研的基础，可以说存在各种不足。

但我还是一头扎了进去。那个班一共 20 多个人，有印尼的、马来西亚的，来自中国大陆的只有我一个。在那里，我学习了临床胚胎学的基础知识，比如如何筹备实验室、如何培养胚胎，等等。我把全部心力都花在了学习上，用了大概一年的时间，总算是从"无知"走到"有知"了。

1998 年我回国后，挑战来了。美国那边知道有人学了相关技术回来了，就想和协和合资做生殖中心。但他们的要求很苛刻，只允许我们做临床，不允许我们做科研。我们当然不同意。协和的领导找到我，问我："你能不能自己干？"我说："行，我来干！"在筹备阶段，光生殖中心的病房就找了好多地方，但都不合适。主任跟我讲："你不要条件太高，差不多就行了。"我说我个人对条件没什么要求，但必须找到符合胚胎生长的环境才行。找了一圈，最后我们把生殖中心的地址，定在了协和医学院的老校舍里面。

客观条件具备了，真正着手去做，面临的第一件事就是失败。当时，除了我之外，还有其他两名学过相关技术的医生，一名是在澳大利亚学的，另一名是在日本学的。但我们学的都是皮毛，比如促排卵应该怎么促、取卵应该怎么取，实际操作和书上的内容完全不一样，因此几乎是做一例失败一例。那段时间，实验室里的氛围特别压抑，大家心里都很别扭。当时，每年春节前，妇产科的郎景和主任都会开会讲一讲过去一年和未来一年最重要的十件事。那一年在临近开会前，他问我："你们能不能让我有个说头？"听完我心一横，发了狠话："郎主任，今年开会前我们还有一位患者要查 HCG[1]，如果这个患者还是怀不上，我们就没脸参加科里的联欢会了。"

我们三个人铁了心，经过不断改进后，那个患者终于成功了。这样，从筹备协和医院生殖中心到第一例的成功，经历了三年多的时间，我们总算是步上了正轨，也终于"有脸"去参加联欢会了。

但取得初步成果就够了吗？肯定不够。我们的妊娠成功率只有 30% 左右，属于一般水平。这也是我想强调的一点，**要想更新医学理念，一定要深刻地看到自己的不足之处，找**

---

1. 人绒毛膜促性腺激素。做试管婴儿时，一般在胚胎移植后十几天检测母体 HCG，根据数值判断移植是否成功。

到待进步的地方。

当时，我们对这个成功率非常不满意，但尝试了很多办法都突破不了。我了解到南京鼓楼医院生殖中心的妊娠率比较高，就带着两个人去学习了。我们是周五晚上坐火车去的，到了那儿马上就开始研究他们的促排卵方案，不管成功的还是不成功的，都拿过来研究。就这样讨论了两天时间，我们发现，在国外学习和我们回国后自己做试管婴儿时，使用的促排卵方案都是递增法，比如卵泡长得不好，就往里加药；而南京鼓楼医院的理念是递减法，就是最初先用一定剂量的药物，待卵泡都长起来以后，再逐渐减少药物。

这个理念挑战了我们从医这么多年的所学、所用，我们是改，还是不改？我琢磨，要先找到这个理念背后的原理是什么。我先看女性正常的月经激素水平是怎么变化的，又琢磨南京鼓楼医院的做法，发现他们的递减法，其实是在使用药物模拟女性月经激素排卵前期高、后期逐渐降低的周期，所以他们的理念是可行的。

在周日从南京回北京的火车上，我们刚坐下，就讨论起了促排卵方案的调整事宜。经过这次调整，我们的妊娠成功率提高到了 40%。但做了一段时间后，我们又发现了很多问题，我们取卵的方法、扳机[1]的时机、胚胎培养的方法等都需要改进。于是，我又带着人去了趟南京。这次回来后，我们的妊娠成功率进一步提高到了50%以上。2014年，北京医学会生殖医学分会下属的质控中心内部例行的质控会上，数据显示，我们生殖中心的成功率在全北京市排名第一。

作为医生中的带头人，你走在队伍的最前面，所以你必须不断更新自己在科研和治疗上的理念，才能举起点燃的火把，让大家跟着你往对的方向走。持续地更新自己的医学理念，不固守，不断优化，做到最好，这既是一门心法，也是你当好带头人必须具备的根本。

---

1. 指注射促排卵针。

促进学科发展，高手做对了哪些事

┃ 技术判断：敢于质疑没用的技术

· 胡大一

当你成为科室主任，当上学科带头人后，你就要抓核心的治疗技术。这非常考验你的判断能力。为什么呢？因为你不仅需要判断什么是有用的技术，更要有能力判断什么是没用的技术。生物学技术的发展和更新非常快，很多曾经火热的技术，后来都被淘汰了。

我认为，有两点你需要格外注意。

首先，你要警惕那些无益于健康，甚至会危害健康的、创伤大的技术。我在 20 世纪 80 年代末刚从美国回国时，冠状动脉激光成形[1]这项技术正时髦，大家一窝蜂地涌上去，国家大量的基金也涌上去，甚至有人说，"我们要举着激光走向世界"。但我认为，这项技术的疗效，尤其远期疗效还不确切，

---

1. 冠心病介入治疗方式，利用光导纤维传输的激光能汽化冠状动脉内的狭窄病变，从而增加或重建冠状动脉血流。

而且成本又高，从长远看，根本无法在临床上普及使用。

其次，你要看这项技术与其他技术相比有没有优势。冠状动脉激光成形技术风行时，我正在北京大学第一医院的核心团队主抓学科发展的工作。我给院领导的明确建议是，牢牢地抓住冠状动脉腔内球囊扩张术[1]，因为它在欧美国家已经是一项非常成熟的、安全性明确的技术，几乎所有欧美医院都在使用；而冠状动脉激光成形这项技术，欧美国家只有一两个科研单位在做，根本没有普及。

除此之外，冠状动脉激光成形术和冠状动脉腔内球囊扩张术的治疗效果是一样的，而后者只是用成本很低的球囊把血管内壁撑开，不会造成过度的创伤。这样对比下来，冠状动脉激光成形技术几乎没有任何优势。果然，后来冠状动脉激光成形术成了昙花一现，冠状动脉腔内球囊扩张术则被广泛应用。

任何新的技术手段，最开始都缺乏大量的临床试验。**在一项新技术的安全与有效性、成本与效益，以及患者的风险与获益都尚不明确时，你要捍卫常识**。常识是人们在多年的社会实践中积淀的，用常识应对人类遇到的问题，如兵来将挡，水来土掩。

---

1. 冠心病介入治疗方式，利用球囊扩张血管，使血管通畅。

比如静脉溶栓治疗急性心肌梗死，有充分的临床研究证据，开创了一个主动救治的新时代，因此获得快速推广。但正当此时，国内一家很具影响力的医院却提出用蛇毒制剂救治心肌梗死。用常识判断，这种治疗方法存在明显的错误，因为蛇毒制剂具有抗凝作用，而不具有溶栓效果。果然，蛇毒疗法只热闹了一阵儿，很快就在国内消失得无影无踪，在国际上也从未得到认可。

但很多技术会牵涉很多利益方，导致你的压力非常大，此时你要做的就是敢于质疑权威。

比如某药企的阿托伐他汀[1]销售团队在国内大力推广时，宣传已经明确诊断稳定性冠心病（二级预防）的，以及动脉粥样硬化性心血管病高危人群（一级预防）一律每日服阿托伐他汀80mg。

他们的销售团队非常强悍，医药代表到了医院，说每日服阿托伐他汀80mg，是美国心脏病学学会（ACC）和美国心脏协会（AHA）大力推荐的剂量。

而且，该药企出资，请美国心血管医学界的各专家团队做了一个前瞻性随机双盲对照临床试验(TNT,Treat to Target)，将稳定性冠心病患者随机分为两组，一组每日服阿托伐他汀

---

1. 心血管药物，可以用于降低血脂，稳定斑块。

10mg，另一组每日服阿托伐他汀 80mg，平均随访三年。最后得出的结论是每日服阿托伐他汀 80mg 对心血管病的疗效优于服阿托伐他汀 10mg。

美国心脏病学学会和美国心脏协会是全世界最权威的心脏病学领域的学术机构，而且这一结论又有临床试验的证据支持，看起来一点问题都没有，但当时我看到 80mg 的剂量和这个试验非常警觉。

为什么呢？首先，中国患者不能耐受 80mg 的阿托伐他汀。就我的临床实践经验而言，将中国患者的阿托伐他汀剂量增至 40mg 时，中国患者的他汀不良反应，包括肌痛／肌病、一过性肝酶增高和长期用药导致的新发糖尿病明显增多。适合中国患者的阿托伐他汀的安全有效剂量是每日 10 ~ 20mg。

其次，在美国和英国，10mg 和 80mg 的阿托伐他汀价格相同，而在中国，10mg 和 80mg 的阿托伐他汀价格相差 8 倍。我认为，这就是该药企在中国如此大量推广阿托伐他汀 80mg 剂量的主要原因。

最后，这个试验看似"科学"，其实却是一个只有懂科学的人才懂的"陷阱"。美国心脏病学学会推荐的所有他汀的常用剂量（20mg），都可以使低密度脂蛋白胆固醇[1] 从基线下降

---

1. 导致动脉粥样硬化性心血管病的致病性危险因素。

30%左右。而如果剂量增加一倍,针对低密度脂蛋白胆固醇的疗效只能增加6%。也就是说,阿托伐他汀的剂量从10mg增至80mg,翻了三番,针对低密度脂蛋白胆固醇的疗效只能增加18%。

但是,他汀剂量增加一倍,不良反应会明显增加,价格也随之翻倍。

事实上,小剂量他汀,如阿托伐他汀10mg与依折麦布10mg联合使用,针对低密度脂蛋白胆固醇的疗效可以增加20%,即10+10疗效大于80,不仅安全有效,成本还更低。

我预感到,这背后是一个非常危险的信号。美国心脏病学会和美国心脏协会撰写的冠心病治疗指南被业内奉为"圣经",一旦正式推出,中国的临床医疗团队会马上跟风。而当时国内心血管医学界的不少专家都为这家药企代言,形成了利益共同体。

为了解决这个问题,我在《中华心血管病杂志》当年第一期的卷首语上,专门发文论述了中国患者适用的阿托伐他汀剂量。文中,我接连举了几个例子,来说明有很多药品在欧美国家、中国、日本使用时,存在着不同种族间的药物剂量差别。

在持续七八年的时间里,我反复去找相关的专家沟通,但该药企的销售团队非常厉害，所以专家的压力也很大。不过最后，专家们终于承认美国的试验设计有问题。

实践出真知，最终国内临床医学界接受了我国血脂专家团队的建议，适合我国患者的阿托伐他汀剂量为每日10～20mg，对每日服瑞舒伐他汀10mg或普伐他汀40mg、氟伐他汀80mg、匹伐他汀4mg的患者而言，使用阿托伐他汀10～20mg同样安全有效。有必要时，阿托伐他汀也可以联合使用5～10mg的依折麦布。

医学技术发展得很快，前面提到的"一窝蜂"现象，过去有，未来也会有。但你要有"不畏浮云遮望眼"的能力，在众人蜂拥而至时保持冷静，在权威和利益集团的围攻中，保持力求真理、保障患者生命健康的斗志。**我们身居其位，在研发技术和引进技术时，判断标准只有一个，那就是技术是否对患者安全有效。**

科研课题：好的科研，解决临床上的实际问题

· 胡大一

不管你是一名普通医生，还是学科带头人，你都要面临

科研的问题。但什么是好的科研呢？好的科研课题从哪里来呢？我觉得这两个问题，指向的其实是同一个答案。搞科研不是为了拿基金，也不是为了发表 SCI 论文，好获得职称晋升的机会，而是为了真正解决临床上的问题。**真正有价值的科研课题，其实就源自临床上遇到的实际问题。**

我曾多次获得国家科学技术进步奖，其中有一个研究课题是如何用低成本的降压药提高农村的高血压控制率。这个课题是我在同济大学医学院当院长时，组织医疗队去攀枝花一个很偏远的县城时发现的。当地高血压患者的知晓率不到 5%，也就是说，大部分高血压患者不知道自己患有高血压，甚至很多人半辈子都没量过血压，头疼了就吃止疼药，去世了也不知道死因。这一状况让我大为惊讶。

当时我的一位博士生正好当上了科主任。他希望搞学科建设，我就指导他做高血压的科研课题。我们选中的科研地点是辽宁省的一个农村贫困地区。我先让他去做调查，搞清楚当地居民的高血压患病率、知晓率和疾病控制率分别是多少。结果，他初步调查回来的数据，几乎和我去攀枝花那个县城观察到的情况一样严重。

在这些数据的基础上，我认为，要想研究这项课题，首先数据一定要准确，这需要引进统计学的专家。如果统计学样本设计不好，那收集来的数据就没有任何用处，后面的科研结论也就难以成立。所以我们就引进了复旦大学流行病学调研团队进行数据统计。

有了强大的统计团队做数据样本支持后，接下来就是选择合适的药物。当时我提出的选择标准，第一是"降压是硬道理"，即选用的药物降血压的效果要好；第二是"价格一定要便宜"，因为贫困农村的患者普遍没有太强的经济能力，一定要让患者"吃得起"，甚至是"免费吃"。

当时我们选择了三种药物，氢氯噻嗪、硝苯地平和卡托普利。卡托普利代表血管紧张素转化酶抑制剂，硝苯地平代表二氢吡啶类钙拮抗剂，氢氯噻嗪代表利尿剂。这三种药都非常便宜，只需几分钱一片。将三者搭配服用，几乎可以有针对性地达到全方位的降压效果。最终，这一课题的研究成果大幅提高了农村高血压的知晓率、治疗率和控制率，并且获得了当年的国家科学技术进步奖二等奖。研究目前为止已经做到第十六年了，仍然在继续。

另一个课题是经皮导管射频消融根治阵发性室上性心动过速的设备与技术的研发和推广应用。阵发性室上性心动过速是当时的一种常见疾病，起初，国际国内都尝试用直流电做消融术，但创伤大，容易导致并发症。20世纪80年代末和90年代初，心血管医学界开始研究用高频交流电，也就是射频电流来进行治疗。射频电流的创伤小，只有 $3 \sim 4mm^2$ 创面，无痛感，操作无须全麻，不仅有效而且更安全。

很快，我在北京医科大学第一医院和生物医学工程技术人员联合攻关，取得了国产设备与临床技术的创新研究成果，并向全国 500 多家医院以及印度、越南和日本的数十家医院推广了这项技术。这项技术的成功率达到 98%，复发率只有 3%。通过这项技术的普及，如今，阵发性室上性心动过速这种危害广大人民，尤其是青少年的疾病已经基本消失。当年几乎每周都会在急诊遇到的急症，现在一年都难得遇到一例。

我后来得到国际医学界广泛认可的一项研究，也是源自临床问题。在 2004 年之前，国内外医生普遍认为中国心房颤动患者的卒中率低。但我经过临床调查，发现事实根本不是这样，只是因为中国医院分科过细，卒中患者不来看心内科，而是去看神经科，所以才出现这种误判。

这一发现也成为我指导我的研究生去做中国心房颤动现状流行病学研究的动机。我们在全国 14 个省份选取了 14 个自然人群，进行群体抽样调查，最后摸清了中国心房颤动患者的卒中患病率。当时，这一数据在国内属于首次发布。课题论文在国内外都得到了非常高的认可。

如果说，临床医生看病是一对一地为患者服务，那么临床医生做科研，本质上就是用科研的成果解决临床上的问题，减轻更多患者的疾苦。时至今日，临床上仍然存在着大量考验我们认知的问题，这既是我们科研课题的方向，也是我们身为医生必须要去面对和解决的挑战。

学科发展：没有开放，就没有发展

· 胡大一

很多人谈学科发展，更多的是在谈"传统是怎么做的""别人是怎么做的"，但我觉得有时候我们需要反思传统。

比如在我们行业里，有两个众所周知的传统：第一个是"教会徒弟，饿死师傅"。在这样的传统认识下，有很多掌握核心技术的骨干医生、科主任都很"保守"，不肯给底下医生上手术台学习关键技术的机会。那么去大医院进修怎么样？现在的进修生，很多都感觉自己是交钱给别人当劳动力去了。而在过去，情况更惨，进修生千里迢迢去了行业内公认的顶级医院学习，想看看手术是怎么做的，结果却要交钱才能参观，而且根本没有自己动手的机会。甚至有医院扬言，两百公里范围内，不传授核心技术。因此医生想提升技术非常困难。我自己也曾亲身经历过这个阶段，当时我进不了手术室，只能站在手术室外扒着窗户往里看。可以说，我的技术就是这么"扒窗户"看会的。

第二个是"多年媳妇熬成婆"。什么意思呢？过去学不到东西、很难得到发展的医生，终于找到机会"熬成婆"，成为科主任了，结果也变成了当初"折磨"自己的那种"婆婆"，成为技术垄断者，不给下级医生机会。

如果真的想促进学科发展，你就要坚决抵制这两个传统。为什么呢？首先，一旦技术封锁，你一个人做得再精彩，也没有办法帮助更多的患者；其次，学科发展不能停留在几个专家的培养上，不能局限在一家医院、一个地区内，你必须着眼于全国，才能"众人拾柴火焰高"，让学科走向世界。

当初发展心内科时，我就秉承着绝对开放的心态。早在1990年，我就筹备了长城会。因为我在国外交流时发现，国外早就有了成熟的心脏搭桥手术和介入技术，而当时在我国掌握这些技术的仅限于阜外医院的个别专家。就连在阜外工作的中青年医生，也抱怨没有学习、成长机会。所以我就想做一个开放的平台，把桥梁搭建好，让外面的专家和技术进来，让里面的人出去，这样才能真正给国内的学科"输血"，也能把影响力带出去。

我和世界上这一领域最具影响力的美国心脏病学学会、

美国心脏协会、欧洲心脏病学学会、世界心脏联盟等国际学术机构建立了长期交流合作机制，邀请各国的顶尖教授，比如很多医生心中的圣殿——梅奥医学中心的教授，来中国授课、做手术演示，并把国内优秀的人才送到国外医学名校和著名医院进修。

长城会创立初期，是我们的人跟着国外学，后来逐渐演变为我们的医生也开始把技术反向输送给美国、日本、印度等地。每一年，世界各地的专家都要特意带队来中国参加会议。长城会也从一开始不到百人参加的会议，发展成现在参会人数超两万的国际品牌医学盛会，成为亚洲规模最大、多学科医生参与的综合性学术会议。

在此期间，我在首都医科大学北京朝阳医院创建了全国第一个以患者为中心、心内外科融合发展的心脏中心，担任中心主任，把射频消融技术，以及当时国内不开放、不普及，却非常具有代表性的冠状动脉介入治疗技术教给来自全国各地的中青年医生。

不管是朝阳医院本院的医生，还是其他医院来北京进修的医生，在这里都是想学什么学什么，想学多少学多少。我白天做示范，晚上讲课，周围总是站着一大圈人。这里培养出的大批技术骨干，很大一部分都成了后来全国的学科带头人，其中就包括本书的另一位受访医生——极具天赋的马长生主任。

但是，能出来进修的医生，毕竟只是一小部分。于是我就带着学生，利用周末时间去基层医院做技术普及工作，仅射频消融技术就普及了 500 多家医院，让心血管学科有了大批的技术人才。

如果一门学科的技术只有几个人会，几家医院会，那这门学科永远都谈不上发展；如果一门学科的技术不能惠及更广大的患者，患者只能在有限的几个地方接受治疗，那操持这门技术的人，并不是在帮助患者，而是在培养手握技术的少数既得利益者。

人类互相竞争的本性很难改变，但当你走上另一条能惠及更多同行、更多患者的路，你的舞台就会成倍放大。过去，通过"开放"，我们把心内科带上了世界舞台。我希望，未来作为学科带头人的你，也能通过"开放"，把学科事业的价值无限放大。

如何让职业影响力达到新高度

▍社会责任：高度视野，实现技术价值

· 胡大一

是否具备视野，我认为是高水平医生之间分出高下最重要的因素。**这种视野具体是指什么呢？**

它是指，走上漫长的从医之路后，心里还有没有装着一群人。这群人的名字叫"看不起病、看不上病、来不及看病的人"。物质条件因人而异，但健康对每个人来说都应该是公平的，无论是穷人、富人，还是犯人，生病时都应该能治上，得先把命救下来。

要想具有这样的视野，首先，你要打破坐堂行医的模式，走出你那坐门诊的"狭小天地"，主动去看见更多的患者。

我之前在北大人民医院和同仁医院开设了两个专门针对先天性心脏病孩子的门诊。但 2002 年整整一年的时间，我只接诊了不到 10 名患者。我感到很疑惑，中国有 400 万先天性心脏病患者，他们都在哪里？为什么大医院设立了治疗这个

病的诊室，却没有患者来？

于是我对安徽太和县中医院当时的院长李福同说，我在北京看不到先天性心脏病的患者，想去他们那里看看患者分布的状况。2003 年 5 月，我带着我组建的医疗队去那里义诊，做先天性心脏病的筛查工作。太和县中医院通过当地媒体事先进行了宣传，结果义诊一共 7 天，大概来了 400 多个家庭，都是家长带着孩子来的。因为患者大部分家庭条件都很困难，住不起酒店，所以我们每天一大早就开始筛查。

当时，一个孩子由于先天心脏缺陷，细菌已经入侵血液，形成了败血症，而他父亲竟然还要给他找个女孩结婚冲喜。这让我真切地看到，对疾病的缺乏认知和经济上的贫困，竟然活生生地把一个可根治的疾病拖成了不治之症。这是一个社会问题。跟我一块做筛查的医生对我说："我一直在大医院工作，直到今天才理解了基层的医疗是什么样的。"

我深深地感到悲哀，就好像看见河的一边很精彩——医学技术发展很快，城市各大医院里精通各大技术的武林高手云集，先天性心脏病甚至可以不开刀就根治；而河的另一边，是大量看不了病、得不到救治的患者和因此而承受痛苦的家庭。

我迫切想要改变这一现状。在太和县义诊后，我就开始组织先天性心脏病的志愿者服务队，又去了辽宁、新疆、青海、西藏等地。除了就近筛查和就近治疗，我们还开展了以下几类服务：

第一，留下不走的医疗队。我们让当地的医生全程参与治疗，并且对他们进行诊治技术的培训，使他们具备独立诊治先天性心脏病患者的能力。

第二，通过当地的电影院、电视台开展相关的健康讲座，避免因无知而导致的惨剧再次发生。

第三，从医疗器具、医疗费用等方面整合社会的各类资源，让更多的孩子、更多的家庭能看上病。

时至今日，先天性心脏病这项爱心工程已经进行了十多年，先天性心脏病的治疗费用，也被纳入了医保。

其次，你不能只做技术的创新，还要从机制上创新。虽然技术给患者带来了更多活下来的机会，但如果不使用合适的机制对技术进行整合，就很难实现它的价值，没办法为更多的患者服务。

比如心肌梗死，如果耽误了患者的有效救治时间，那么你的手术技术再高明也没有意义，因为很有可能人都没了。我观察到，之前心肌梗死的治疗流程是这样的：救护车出动，把患者送到急诊室，再送到真正挽救患者生命的导管室。这样一个转送患者的传统流程，让救治患者的大量宝贵时间白白流失了。

那么，该怎么改进这个流程呢？我主要考虑了两个问题。

第一个问题是，急性心肌梗死患者可否绕掉急诊室和监护室，直接进入导管室？

第二个问题是，患者一进公立医院，先要被问有没有医保，然后要交完钱才能看病。以前，心脏支架的费用没有被纳入医保，家属有可能不愿意花这个钱，抢救就会被耽误。生命是无价的，我们能不能做到先救命后付费？

现在，心肌梗死的治疗技术已经进入成熟期，所以我的想法是，第一，简化所有手续和可能延误治疗的所有环节，365 天，24 小时，护士和医生随时待命。一旦有心肌梗死的患者，医务人员直接在救护车上一边做诊断，一边联系导管室做好准备，患者一到马上安排抢救。第二，先救命，再收费。当年，要想做出这种调整非常困难。我提出来的时候，朝阳医院的院长表示不能接受。我对院长说，作为一名医生，我有把握救这个人的命，但还得先问他要钱才决定救不救，这从职业道德上，我不能理解，也无法接受。

当时，我是被朝阳医院当作人才引进的，医院比较重视我的意见。在我的努力下，朝阳医院开通了全国第一条心肌梗死抢救的绿色通道。

后来我去北京大学人民医院工作时，也提出了对心肌梗死患者先治病后收费的建议。院长同意了，但主管财务的副院长提出："如果患者欠费了，怎么解决欠费问题？"我说："哪个科室都怕欠费，也都有可能欠费。但咱们先试运营一个月。抢救心肌梗死患者的成本不是很高，只要放一个支架，就能马上缓解症状。这个费用患者可以自己出，或者家里孩子一人出一点，也不会有多少，欠费的可能性不是很大。但心肌梗死的患者被救护车送到医院后，如果因为要先付钱而没有得到及时抢救，那肯定要产生医疗纠纷。"

就这样，在试运营的第一个月里没产生什么欠费，之后欠费的比例也非常小，于是，北大人民医院也顺利开通了心肌梗死抢救的绿色通道。现在，所有三级医院与大多数县医院都普及了心肌梗死抢救的绿色通道。"心肌就是时间，时间就是生命"这句关于心肌梗死的口号，也在老百姓的口中流行开来。

当然，任何人想做成一件事，想改变固有的规则，所面临的困难和需要付出的艰辛，肯定远远超过一篇文章所能表达的。在这个过程中，我们可能会遭受反对、质疑，经历周围人的不理解，我们会承受如同大山一般的压力。但无论承受的压力有多大，让医疗普惠社会，始终是我们医生该有的担当。

全局思维：从医生角度推动社会发展

· 胡大一

在我们这一行，很多人认为，学科带头人只要临床能力厉害，或者懂得引进关键的技术，能让科室成为医院的王牌科室、上各种专业的排行榜就够了。但我觉得，学科带头人不能止步于此，还要成为有能力撬动全局的人。当然，这里说的"撬动全局"不是指要当院长，而是指从医生的角度推动社会发展。

如何推动？可以运用两个自然科学原理：**第一个是杠杆原理，就是找到一个支点撬动局面。支点如何找？你要从人类亟待满足的健康需求和医疗技术的发展中，找到医学在每个阶段最紧迫的问题，而且是最有可能解决的问题。**为什么？因为这样，你能看到问题背后蕴含着的大量还没有被人满足，而你有可能满足的需求。

这也是我每个阶段做的事背后的思考原点。在技术匮乏、封锁的年代，大量医生学不到技术，渴慕技术，我找到的巨大需求，就是开放技术，做射频消融、冠状动脉介入、心脏搭桥三大技术的普及。

技术出来后，我考虑的是模式，因为没有模式，技术实现不了价值，不能真正使广大患者获益，所以我做了胸痛中心。再之后，我观察到心血管病患者数量越来越多，根据国家心血管病中心发布的《中国心血管病健康和疾病报告2021》，我国心血管病患者有 3.3 亿，比 2018 年的 2.9 亿足足多出了 4000 万。这说明了什么呢？说明我们没有做任何预防措施，医疗资源都集中在治病上，并且很多患者出院回家后，得不到康复指导，结果再度复发，就出现了火烧中段、两头不管的情况，大量患者一直处在疾病和疾病复发或恶化的状态。

于是我就把精神心理科、心内科、心外科等科室的医生，以及运动体育专业的人都召集起来，一起做病前的健康预防、病后的康复和二级预防管理工作，这个医生的大融合，被我命名为"心肺预防和康复中心"。我希望用这样的方式，从根源上把患者得病的概率降低，解决疾病反复复发的问题。

但找到支点之后，要推行，你还要等待时机。1987 年从美国回国时，其实我就想做预防康复，但当时没有人响应，国家层面也没有重视，所以我先推行了技术和模式。2012 年，我觉得时机到了。当时，我考虑的主要有这么几点：

首先，继续做学科的技术、模式，还是在技术的层面徘徊，从学科发展上看，已经做不出什么新东西了。

其次，在医院心血管内科，能当上科主任的一定会做介入治疗或射频消融治疗房颤，但大量没有机会做，或不会这些技术的临床医生，出路在哪里？

最后，我隐隐感觉到，国内医疗发展的趋势正在转向健康产业。之后，这个趋势日益明显，到了 2016 年，在全国卫生与健康大会上，国家领导人明确强调："要把人民健康放在优先发展的战略地位，以普及健康生活、优化健康服务、完善健康保障、建设健康环境、发展健康产业为重点，加快推进健康中国建设。"[1] 随即各部门又出台了一系列相关政策，如《健康中国 2020 规划纲领》等。再之后，当时卫生部的陈竺部长又明确提出医疗卫生工作要前移，即重预防；要下移，即强基层。

在大势所趋和对学科发展的考虑下，我觉得可以利用我找到的支点，开始发动和落实了。

具体怎么发动？第二个自然科学原理，我使用的是形成合力。恩格斯也说过，社会的发展就是靠合力。合力的意思，

---

1. 新华社：《全国卫生与健康大会 19 日至 20 日在京召开》，http://www.gov.cn/guowuyuan/2016-08/20/content_5101024.htm，2022 年 12 月 20 日访问。

不是说从一开始就找和自己方向一致的人，而是只要不和你走对立方向的人，都可以去发动。

当然，这里面每个人会有自己的不同目的，但只要发动起来了，就会聚合成一股力量，在社会上形成方向。

所以，你首先要发动愿意跟自己走的人。什么样的人会跟你走？我当时想，阜外医院这样的心血管专科医院，肯定发动不了。协和医院、北大人民医院，我尝试过，发动也很困难。

那发动谁呢？去找边缘化、门庭冷落的医院，找暂时找不到出路的医生。我先去找了郑州中心医院，它是一家三甲医院，但它的心脏支架、射频消融都做不过郑州大学一附院和河南省人民医院，正面临着患者资源匮乏的问题。之后我又找了湘雅医院、长春和贵阳的中医药大学附属医院等，找这些医院的关键人物沟通，让他们理解预防康复的概念。

我是这么说的："把做心脏支架或心房颤动射频消融比作卖汽车的话，我们传统的医疗机制和模式，相当于只卖汽车，没有提供定期维护保养的 4S 店，所以汽车总需要大修，经常大修的汽车报废就快，现在的大医院就是人体大修厂。我们做预防和康复，就相当于 4S 店提供售前指导、售后服务管理，患者对这个有大量需求，肯定会来。"就这样，从比较边缘的医院中发动了 8 家。

你把人发动了，就要形成成功的试点经验，让其他人能够借鉴。最开始肯定是有失败的。在我发动这 8 家医院做心肺运动康复[1]（现为心肺预防与康复中心）之前，20 世纪 80 年代中期留存下来的 6 家心脏康复中心里面，只有湘雅医院能够生存，其他都难以为继。湘雅医院心肺预防与康复中心[2]的负责人是从耶鲁大学进修回国的。她建起的心肺预防与康复中心的场景、设备、模式和人员配置都有示范作用。我就召集其他医院的院长、医生去那里学习，看他们用的是什么设备、什么场景，并在湘雅医院办培训班，开学术交流会，让他们看到实效，看到回报。如果把我发动的我国心肺预防康复事业比喻为一场火炬接力，那么湘雅医院可以说完成了起跑的第一棒。

但是后来，湘雅医院遇到了难题。他们医院康复和临床是分开的，心内科不肯给他们患者，康复中心病源不够。我就琢磨，康复中心在推广方式上可能有些问题。我又去找山西省心血管病医院当时的院长，对他说："你这儿虽然是专科医院，但肯定做不过阜外医院，你愿不愿意在预防康复上做

---

1. 胡大一医生在 2012 年明确将其统称为"心肺预防与康复中心"，但由于仍有相当多的专业未把预防提至重要位置，又受分科越分越细的影响，有的医院仍称旧称"心脏康复中心"。

2. 后转到湖南湘雅博爱康复医院的一个科室。

个领头羊？"他觉得我的思路很好，很愿意做。

他非常有想法，装修出来的心脏康复中心，让患者一看就想下床运动，想了解治疗完之后怎么康复，以后如何让家人、好友进行预防。这里做起来之后，就成为示范中心了，算是火炬接力的第二棒。

紧接着，孟晓萍在长春中医药大学附属医院筹备的心脏康复中心也做起来了，火炬传到了第三棒。之后，郑大附属郑州中心医院、贵州中医药大学二附院都陆续做起来了，火炬越传越远。我们又逐渐制定了场地标准、人员培训标准，编写了预防康复指南和教科书，并且评估和认定了国家级培训示范基地。虽然中间也有医院领导换届，不再继续的情况，但合力越来越大，至少有上千家医院申报心肺预防与康复中心的评估认证，覆盖了更多的患者，为广大人民的健康做出了一定贡献。

这就是我推荐的，你要从学科带头人的角度推动全局、统揽全局的理念。观察现状，找到支点，捕捉火候，天时地利人和之后，支点成为开展工作的给力点，接下来就是发动群众，动员社会形成合力，推动你的事业健康可持续发展。这样，你就可以带动你所在的学科，推动社会发展，为更多患者谋福利。

到这里，你已经收获了高手医生的从业心法。这也意味着你已经通过职业预演，经历了一名医生的新手期、进阶期，以及站在顶端引领学科、行业的高手阶段。你体会了医生的成长，也理解了作为一名医生的辛酸与荣耀，更收获了医生这个职业的智慧。祝贺你！接下未，我们一起去看看医生行业里那些闪耀着无尽光芒的大神们。

CHAPTER 5

第五章
行业大神

我能做医生吗

医生行业可以说是群星闪耀，在"行业大神"这一部分，我们从精神、推动发展、贡献三个纬度选取出了三位着重为你介绍。

第一位是林巧稚。作为中国现代妇产科学的主要奠基者和开拓者，她不仅以精湛的医术救治了千千万万的女性，还让医学界去除了性别偏见，使无数女性得以站在医学的舞台上。

第二位是塞麦尔维斯。他是术前"洗手制度"的最初倡导者，为全世界的医疗工作安全提供了基本保障，但他也因此遭受非人的误解和对待。在他被后世不断正名的百年里，他的存在彰显和引领了医生对于真理的可贵追求。

第三位是王忠诚医生。作为中国神经外科事业的创始人和开拓者之一，他在技术被封锁、无处可学、无处可借鉴的情况下，一步步发展中国神经外科，并带领中国神经外科登上世界的舞台，彰显了开拓创新的精神。

他们的成绩无比耀眼，让他们成为许多医生心中的榜样，鼓舞着许多人前行。现在，让我们来深入地认识他们，看看他们在职业生涯中是如何点亮灯塔的。

林巧稚：用专业精神扫平性别偏见[1]

中国现代医学史上绕不开的医生里，一定有林巧稚。她是协和医院第一任中国籍妇产科主任，是中国现代妇产科学的开创者之一，也是新中国最早被评为院士的女性。在曾经以男性群体为主导的现代医学领域里，她以极致的专业精神扫除性别偏见，影响了后来千千万万的女医生。

在她从协和医学院毕业，进入协和医院工作时，医院和她签订的聘任书上这样写道："兹聘请林巧稚女士，任协和医院妇产科助理住院医师……聘任期间凡因结婚、怀孕、生育者，作自动解聘约论。"[2]这里面既透露出对林巧稚个人的约束——如果选择成为一名医生，她就必须放弃婚姻和生育，也透露出那个时代对于一名女性能否胜任医生这个职业的偏见。

林巧稚看病时对病人很好，总是亲切地拉着病人的手，

---

1. 本篇内容由编著者根据相关资料汇编而成。

2. 薄世宁：《薄世宁医学通识讲义》，中信出版集团 2019 年版。

安慰患者。协和的惠特克教授讥讽她:"林大夫,你以为拉拉病人的手,给病人擦擦汗,就能当教授吗?"但她并不理会这样的事,而是树立起了更为严格的从医标准:"单有对病人负责的态度还不行,还得掌握过硬的医术,没有真本事,病人会在你手里断送性命。"但拿什么支撑标准呢?她有一个践行一生的理念:"医学科学的一切结论,都建立在事实和证据的基础上,临床医学的科学结论要建立在对'这一个'病人的了解和把握上。"[1]

她接诊过的患者里,有一位结婚6年才怀孕的32岁女士。这位女士非常喜欢孩子,好不容易怀上了,来医院检查时,却在宫颈里发现了乳突状肿物,经过病理检查后,怀疑是恶性肿瘤。按照当时惯常的治疗方式,她只能切除子宫以防止肿瘤扩散。这意味着,不仅肚子里的孩子会流掉,她未来也再没有生育的可能。这个消息对于这位女士来说可谓是晴天霹雳。为了谨慎起见,林巧稚查阅了大量的资料,又请了各个科室的专家会诊,结果还是一样,需要做子宫切除手术,不然未来就是不治之症。

但林巧稚对会诊的结果并不认可,手术单在桌子上放了半个月都没有签字。这期间她反反复复地查阅资料,每天观察患者的情况,头发都要愁白了。最终她力排众议,将患者

---

1. 本段引文出自张清平:《林巧稚传》,百花文艺出版社2012年版。

的病症诊断为妊娠反应，并决定不手术，让患者出院，只要求患者每周五都来做一次检查。事实证明，宫颈里的异物是一种特殊的妊娠反应，名叫脱膜瘤，它具有瘤的形态，但并不是真正的肿瘤。最后，这位女士顺利生下了一个六斤重的孩子。

这样的专业精神和过硬的专业能力，也让她在没有任何先例可循的病症面前，不退缩，不动摇，用超乎常人的钻研和细致让后来的人有路可循。1962 年，林巧稚收到了这样一封信，信上说："我是怀了五胎的人了，前四胎都没活成，其中的后三胎都是出生后发黄夭折的。求求你伸出热情的手，千方百计地救救我这腹中的孩子——内蒙古包头焦海棠。"[1] 她的头胎属于小产夭折，后面的三胎得的都是新生儿溶血症，林巧稚判断第五胎也是这个病。

这个病当时在国内没有一例存活记录，在国外也罕有完全治愈的记载。林巧稚查文献、查资料，找到的唯一办法是，婴儿出生后，通过脐带给婴儿换血。但血要怎么换，换多少，都不知道。焦海棠生产当天，顺利生下一名男婴。孩子刚生下来一切正常，唯一不同的是，为了接下来的手术，没有剪断他的脐带。过了几个小时，男婴开始浑身发黄，这是典型的新生儿溶血症的症状。林巧稚先是有条不紊地切开婴儿的脐

---

1. 薄世宁：《薄世宁医学通识讲义》，中信出版集团 2019 年版。

静脉，然后以每分钟抽出 15 毫升病血，再滴入 8 毫升加了钙液的新鲜血液的方式换血。就这样，一晚上共计换了 800 毫升血。婴儿活下来了，这是国内首例存活的新生儿溶血症婴儿。这个方法，至今仍然是治疗新生儿溶血症的关键方法。

为了让女性生孩子更安全，林巧稚检索和查阅了上万份病历资料，得出中国妇女骨盆尺寸的正确数值。在她的主持和倡导下，中国开展了第一次大规模的宫颈癌筛查，这项举措让宫颈癌早期发现率大约提升了 8 倍。并且，近 80 岁时，她在病床上完成了接近 50 万字的著作《妇科肿瘤学》。

林巧稚用她自身的经历证明，医生没有男女之分，只有专业能力是否过硬、是否具备极致专业精神之分。今天，不会再有任何一位女性在选择成为医生时，需要签订百年前林巧稚签过的"不平等条约"，偏见早已被她打破，湮灭于历史之中。

塞麦尔维斯：用真理纠正医学的无知之错[1]

今天，世界上所有的医生在进病房前以及做手术前，都会执行严格的洗手制度。这项制度，不仅保护了患者，也保护了医护人员本身不被交叉感染，为整个医疗系统提供了基本的安全保障。然而在一百多年前，提出洗手制度的人却被整个医疗体系所攻击，甚至被污名化为精神病患者。这个人就是被称为"手卫生之父""母亲的救星"的伊格纳兹·菲利普·塞麦尔维斯（以下简称塞麦尔维斯）。

18世纪末到19世纪初，孕妇死亡率居高不下，大部分情况都很类似：生产后全身严重感染，发高烧，产道流脓而死。当时的人们把这种疾病称为"产褥热"。很多医学界的人都曾研究过这种病，有人认为是空气传播瘴气导致的感染，有人认为是孕妇自身体质有问题，还有人甚至说这是"上帝的选

择"。[1]

塞麦尔维斯所在的维也纳总医院也深受其害。当时他是
这家医院的产科医生。这家医院的产科有两个病区，每年分
别收治约两万名产妇，但是一病区每年有接近 4000 名产妇死
于产褥热，死亡率高达 18%；二病区每年只有 700 名孕妇死于
产褥热，死亡率只有 2% ~ 3%。[2] 所以，产妇被送进医院时，
都会竭力要求医生把自己安排在二病区，甚至跪在医生面前，
号啕大哭地乞求，塞麦尔维斯本人也遇到过这样的产妇。

塞麦尔维斯深感困惑：两个病区的规模、使用的技术、专
业医护人员的数量，甚至每年出生的孩子数量都差不多，为
什么在产褥病的死亡率上会相差那么多呢？在他百思不得其
解之时，一个法医朋友的突然死亡为他提供了思路。这个法
医朋友是一名男性，在解剖尸体时不小心划伤了自己的手，
起初他并未在意，但随着伤口的逐渐恶化，他开始出现高热、
腹腔疼痛等与产褥热症状相似的反应。塞麦尔维斯发现，就
连这个法医朋友尸体的情况，都和患产褥热死亡的孕妇尸体
极其相似。

而两个病区唯一不同的是，一病区的医护人员会在解剖

尸体后检查刚生产的孕妇，而二病区的医护人员从来不参与尸体解剖。于是他大胆推测，一病区产褥热死亡率高居不下的原因，是医护人员在解剖尸体时，手上被尸体中的有毒物质感染，间接地把有毒物质传染给了孕妇，导致孕妇患产褥热而死。

得出这个推论后，他做了一个尝试，要求一病区的医护人员在接触孕妇前，全部用漂白粉溶液洗手消毒。这也是医学史上第一次提出医护人员要进行严格的消毒。果然不出他所料，一个月后，一病区的产褥热死亡率从最高 18% 降低到了 3%，甚至在两个月后降到了 1%。[1]

面对如此显著的成果，塞麦尔维斯却没有等到医院对他的认同。相反，医院的人认为他是在挑战权威，是在挑衅、质疑医院的内部管理。当他向医院同事和前来拜访的人讲解自己的洗手说时，他遭受到的也是嘲讽，别人都认为这是无稽之谈。而当时整个的医学科技发展，还无法证实他所提出的"有毒物质"，也就是后来我们知道的"细菌"的存在。

由于缺乏有力的证据和医疗界的支持，合约到期后，他未被医院续约。同时，因为在捍卫洗手制度的过程中，得罪了自己的导师和医学界的权威，他几次申请工作都未被通过。

---

1. 段宇宏：《为了让人们好好洗手，有一位医生付出了生命的代价……》，https:// m.thepaper.cn/baijiahao_6607759，2022 年 12 月 23 日访问。

面对数年的失业和经济的困顿，他只能放弃市区的医院，去偏远的圣罗切斯产科医院谋生。在那里，他仍然不顾医院反对，坚定地推行自己的洗手制度，成功把这所医院的产科死亡率降低到 1%。[1]并且，他还利用所有空余时间，结合临床实践，写出了《产褥热的病因、概念及预防》一书。

然而可悲的是，这本学术著作并未给他带来久违的认可，相反，因为这部著作的诞生，他又一次被无知的医学权威们视为眼中钉、肉中刺。在与权威人士的数度学术交锋中，他被众人攻击、污名化，最后，为了让他闭嘴，他被诱骗到精神病院，遭受毒打，含恨而死。

原本因为他推行洗手制度而把死亡率降低到了 1% 的圣罗切斯产科医院，在他死后，因为并未严格执行洗手制度，产妇的死亡率飙升了 6 倍。[2]这可以说是整个医学史和整个医疗体系的悲剧。

而掌握真理的人，即便是在临死的最后一刻，仍然不会对无知的错误妥协。塞麦尔维斯曾说："蓦然回首，我只期待能有一天消灭这种产褥感染，用这样的快乐来驱散我的悲哀。然而事与愿违，我虽然不能目睹这幸福的时刻，但我坚信这

1. 段宇宏：《为了让人们好好洗手，有一位医生付出了生命的代价……》，https://m.thepaper.cn/baijiahao_6607759，2022 年 12 月 23 日访问。

2. 同上。

一天迟早会到来。"[1]

在他去世后不久,显微镜被发明了出来,人类第一次通过显微镜看见了细菌的存在,证实了塞麦尔维斯所说的"尸体中的毒"。之后,路易斯·巴斯德和罗伯特·科赫建立了微生物学,证明特定的细菌会引起特定的疾病,如果希望减少疾病的发生,必须进行严格的消毒。这也成为塞麦尔维斯洗手制度的有力证据。

在塞麦尔维斯死后的百年间,洗手制度不断被推广,成为所有医护人员需要严格遵循的制度。如今,即便在医疗水平最为低下的非洲,产妇的死亡率也不到1%。塞麦尔维斯本人也被不断正名,不仅多所医学院为他竖起雕像,而且他最后就职医院的附属大学布达佩斯医科大学,甚至将校名改成了"塞麦尔维斯医科大学"。虽然他一生深受医学界的无知和科学发展的局限所害,但他对真理的探究与捍卫,最终与科技发展结合,纠正了无知的错误,让整个医疗体系得以进步。

---

1. 薄世宁:《薄世宁医学通识讲义》,中信出版集团 2019 年版。

王忠诚：中国神经外科事业拓荒者 [1]

今天，患者到中国大多数医院的神经外科做脑血管造影术检查，都是一件很寻常的事，基本上一个住院医师都能做。但你不要小看这种"平常"，因为这里面体现了两点：第一，脑血管造影术已经趋于成熟；第二，脑血管造影术的出现，提高了大脑疾病的诊断水平，降低了开颅死亡率，增加了治疗"生命禁区疾病"的可能性。而这两点，都离不开一个人的贡献——王忠诚医生。他是中国第一代神经外科专家，也是我们国家神经外科的创始人和拓荒者之一，正是因为他接连突破禁区，才引领中国神经外科的同仁走向世界，让中国神经外科在国际上有了一席之地。[2]

神经外科的主要工作，是针对颅脑疾病，如脑肿瘤、脑外伤、脊髓肿瘤等进行手术。因为脊柱里面容纳了脊髓、神经根和脑脊液，所以手术的范围除了大脑，还包括脊柱。大脑是人体的总控室，里面的脑神经内部结构错综复杂，而且软

---

1. 本篇内容由编著者根据相关资料汇编而成。

2. 参考自张凯医生采访资料。

塌塌的像豆腐一样，所以，颅脑类疾病不仅诊断十分困难，技术操作难度也非常大，一旦手术过程中有任何失误，患者轻则瘫痪，重则死亡。

但 20 世纪五六十年代非常残酷的一个现实是，我们国家完全没有神经外科这个学科，神经外科的手术全国仅有几位医生兼做，手术技术能力薄弱，能处理的数量也非常有限。那么颅脑疾病的患者数量有多少呢？据一份资料显示，当时一万个人里面就有一个脑肿瘤患者。[1] 除此之外，还有难以计数的脑外伤患者和其他神经外科疾病的患者得不到治疗。

王忠诚本人在参加抗美援朝医疗队时，就曾亲眼看到脑外伤得不到救治的成批伤员去世，其中一个 17 岁的战士就活生生地死在他眼前。即便没有被死神带走，大多数伤员也因为神经损伤而引发了癫痫，经常抽风，口吐白沫，生活无法自理。

早在 30 年前，西方国家就有了较为先进的治疗技术，也就是脑血管造影术。它可以在患者感受不到任何痛苦的情况下，深入地探知到脑部血管的异常，极大地提高诊断准确率和手术成功率。但由于战后西方发达国家对中国进行科学技术封锁，导致技术无法引进，患者只能使用气脑造影术进行

---

1. 王喆：《中国工程院院士传记：王忠诚传》，人民卫生出版社 2020 年版。

检查、诊断，就是对大脑进行穿刺，然后打入空气或氧气，再进行造影检查。这种方式会使患者头疼欲裂，承受巨大的痛苦，而且有 1% ~ 3% 的致死致残率。[1]

王忠诚想攻克这项技术，但现实是没有实验标本，没有可借鉴的经验。全国上下只有 50 个相关病例的脑瘤解剖资料，唯一可以指导他的，是一本国外的英文书。他只能和同事在用来解剖的尸体上练习，先给尸体扎针，再通过解剖看看扎得准不准，如果不准再反复练。就这样忍着尸体的恶臭练了一个夏天，手准了，颅内结构全部清楚之后，他开始给患者做造影。

给患者做一次造影，他就要"吃一次"射线。如果辐射量过大，人体免疫力会降低，并可能发生基因突变，引起癌变。后来，王忠诚经常感冒发烧，白细胞数量一度降至正常人的一半。[2]

最后，王忠诚用虚弱的身体、6 次肺炎、10 年时间，换回了 2500 份脑血管造影资料，把患者做造影的危险率降低到了 2‰ 左右，并在 1965 年出版了中国第一部这方面的专业著

---

1. 文秘帮：《王忠诚：为了让中国的神经外科屹立世界之林》，https://www.wenmi. com/article/pykoq900ehlu.html，2022 月 12 月 24 日访问。

2. 全景科学家：《为了减轻患者病痛，他曾两次险些丢掉性命，白细胞只有正常人的一半》，https://baijiahao.baidu.com/s?id=1672485597705938311&wfr=spi der&for=pc，2022 月 12 月 24 日访问。

作——《脑血管造影术》。这本著作的诞生，让中国神经外科的诊断技术和西方最发达的诊断技术之间的差距整整缩短了30年。这奠定了中国神经外科的技术基础，也成了中国神经外科的里程碑事件。[1]

但真正让中国神经外科在世界上拥有一席之地的，是王忠诚出神入化的手术技术。他被称为万颅之魂，是全球唯一完成上万例开颅手术的人。这其中包括多例世界之最。其中最经典的要数1995年那台手术。当时的患者是一名18岁的男孩，身高1米8，体重不到90斤。经王忠诚检查发现，长在患者脊髓里的肿瘤粗约2.5厘米、长约22厘米，已经侵占了患者9节锥体的空间，把脊髓压成了薄薄一片。根据当时全世界的技术来看，这台手术不做，患者很有可能面临死亡，做的话，即便患者成功活下来，也很可能成为聋哑人，或者瘫痪。但王忠诚让两种可能都没有发生。他用了10个小时，分毫不差地把肿瘤从患者的脊髓中剥离，让患者不仅活了下来，而且没有出现任何后遗症和并发症，身体像从未患过病一样，连扛煤气罐都没问题。这台手术被国内外同行称为"世纪之作"。[2]

---

1. 文秘帮：《王忠诚：为了让中国的神经外科屹立世界之林》，https://www.wenmi.com/article/pykoq900ehlu.html，2022月12月24日访问。

2. 搜狐新闻：《王忠诚："万颅之魂"唯忠诚》，http://news.sohu.com/20090220/n262368556.shtml，2022月12月25日访问。

如今，王忠诚参与创建的北京市神经外科研究所，已经成为亚洲最大、在全世界享有盛誉的神经外科研究机构，被世界卫生组织评定为世界卫生组织神经科学研究与培训中心。他所创建的天坛医院神经外科，也是国内规模最大、亚专科最齐全的神经外科临床诊疗中心。中国神经外科曾经惨淡的历史已经不复存在。正如王忠诚自己所说："不管干什么事情，不干拉倒，干就要把它干好，持之以恒，干出成果。"[1]

---

1. 王喆：《中国工程院院士传记：王忠诚传》，人民卫生出版社 2020 年版。

CHAPTER 6

第六章

行业清单

"行业清单"部分是我们特意为你准备的一个趁手"工具箱",包括以下三个板块的内容:

行业大事记——为你细数医疗行业的里程碑事件,希望你能借此对这个行业的发展脉络有更多了解。

行业黑话——带你看看医生听到后将会心一笑的"江湖用语"。

推荐资料——我们和受访医生一起,结合权威榜单整理出了这份书单。如果你想从事医生这个职业,或者正在从事这一职业,想对医生的精进有进一步的了解,可以去阅读这份书单里提到的书籍。

行业大事记

国外

约公元前 400 年，古希腊名医希波克拉底提出，人的肌体是由血液、黏液、黄胆汁、黑胆汁这四种体液组成的。四体液学说把人从"疾病是神鬼对人的责罚"这一神鬼论的桎梏中解放出来，帮助人们树立了理性的疾病观。

医学诞生的标志

最早的医生职业道德

传说约公元前 400 年，希波克拉底创立了"希波克拉底誓词"，内容包括感激传授知识的老师，竭尽全力地帮助病人，绝不利用职责去做违法的事，尊重个人和商业隐私，等等。

公元前 300 年，古希腊名医希洛菲利对人类尸体进行了解剖，这是人类历史上最早的人体解剖手术。通过人体解剖手术，希洛菲利清晰地让人们认识到大脑是中心器官和智慧之源，并且在他所著的《论解剖学》中详细描写了肝脏和男女的生殖器官。希洛菲利被后世称为"科学解剖学之父"。

最早的人体解剖手术

我能做医生吗

首次对医生资格进行
严格认证

4~5 世纪，欧洲各国相继成立了医学院，并严格要求只有从医学院毕业的学生才能获得从业资格。这一机制的建立，改变了过去没有资格认证，只要会治病就可以做医生的传统，并为现代医学的行业规范性奠定了基础。

11 世纪，中亚医学家伊本·西那融合西方和东方医学的精髓编著了《医典》。该书汇集了欧亚两洲许多民族的医学成果，体现了当时世界医学和药物学的先进水平，一经问世即被世界各地奉为"医学经典"。12~18 世纪，西方和中东各地都将它作为医学教材使用。该书也是现代医学产生的重要基础之一。

《医典》的诞生

最早的人体解剖图

12 世纪出版的波斯语著作《曼殊尔解剖学》绘有大量插图，被认为是世界上现存最早的人体解剖图。这些图画的理论来源是古罗马名医盖伦。

16 世纪，比利时医生萨里通过亲自解剖，出版了《人体的构造》一书。这套书共 7 册，系统、完善地记录了人体各器官系统的形态和构造，成为现代解剖学和生物医学体系的开端。

生物医学体系的建立

外科学的建立

16世纪，法国医生帕雷发明了鸦喙钳。鸦喙钳外形近似鸟嘴，可以深入伤口中拉出动脉，让医生使用细小的针线缝合伤口止血，从此终止了几个世纪以来用烫伤止血的方式。之后，他又创新性地设计了给伤残人士使用的假肢。他的一系列贡献奠定了外科学的基础，因此他被称为"外科学之父"。

17世纪，法国哲学家笛卡尔提出二元论理论，即世界存在两个实体，一个是物质实体，一个是精神实体，两者性质完全不同，各自发展。当时对患者治疗手段有限，主要依赖于各式宗教，将精神和躯体的疾病混为一谈。二元论思想在特定的时代背景下，推动了西方近代医学客观弄清疾病问题、科学研究身体变化的进程。[1]

二元论的诞生

17世纪，英国医生威廉·哈维第一次提出了关于血液循环的理论。他明确指出，血液不断流动的动力来自心肌的收缩压。在1628年出版的《心血运动论》中，他更为完整地阐述了血液从大静脉到动脉等的运动途径，并说明心脏瓣膜的作用是防止血液倒流。他的发现标志着生命科学的开始，后世医学界将其定义为"划时代的贡献"。

生物学的建立

---

1. 现代医学强调重视心理因素对身体产生的影响。

17世纪，英国临床医学家西登哈姆呼吁医生在病人身边从事临床观察和研究，被称为"临床医学之父"。

临床医学的诞生

病理学的建立

18世纪，意大利病理学家莫尔加尼在著作《论疾病的位置与原因》中，阐明人体器官上的变化可以作为判定疾病性质和原因的依据，从此确立了医生临床诊断时"找病灶"的指导思想。

18世纪，奥地利医生奥恩布鲁格发明了叩诊法，也就是用手指叩击患者胸部，根据声音来判断患者胸腔内的情况。这是西医四种基本检查手段[1]之一。

叩诊方法的产生

洗手制度的诞生

19世纪，维也纳总医院的塞麦尔维斯医生发现，当时流行的产褥热是因为医生在解剖尸体后没有彻底清洗双手，造成了细菌传染。于是他要求每名医生和护士都必须彻底清洗双手后再去接生，由此把当时医院里高达18%的产褥病死亡率，降低到了1%。如今，他所倡导的洗手制度，已经成为全世界所有医院严格执行的消毒步骤。

19世纪，法国医生盖林呼吁建立社会医学体系，号召医生自觉应用社会医学的观点，观察和解决社会卫生的问题，从而促使医学从个体防治转向了社会防治。

社会医学的兴起

---

1. 另外三种为视诊、触诊、听诊。

细菌学的建立

19世纪，法国微生物学家和化学家巴斯德通过多次实验，发现发酵过程是由微生物引起的，由此发明出加温灭菌法，为近代医学消毒提供了参考依据。此外，他还将细菌与传染病建立联系，开创了人工疫苗的研制方法。他的一系列贡献推进了医学细菌学体系的建立。

19世纪，德国学者皮腾科费尔在与人合著的书籍《卫生学指南》中，阐述了空气、水、土壤、供水排水系统、水源污染等因素对人类健康的影响，为当时城市公共卫生的改善提供了科学依据，皮腾科费尔也因此成为公共卫生学的主要奠基人之一。

公共卫生学的建立

X射线的发现

19世纪，德国物理学家伦琴发现了X射线，此后X射线被广泛运用在医学领域，伦琴本人也因此获得了首届诺贝尔物理学奖。

1912年，英国生物化学家霍普金斯与艾克曼发现了多种维生素，这成为人类研究维生素的开始，也为人类之后研究各类维生素对于人体的作用和重要性奠定了基础，二人因此获得了诺贝尔生理学或医学奖。

维生素的发现

世界医学会的成立

1947 年，世界医学会（WMA）在法国巴黎成立。学会的使命是，努力在医学教育、医学科技、医学艺术、医学道德以及全世界人民的卫生保健方面制定最高国际标准以服务人类。目前已有 100 多个国家的医学协会加入了这一组织。

1948 年，世界医协大会对"希克波拉底誓言"加以修改，重新命名为《日内瓦宣言》[1]。此宣言强调了医疗卫生的人道主义，成为全世界医生的纲领性文件。

《日内瓦宣言》

分子生物学的建立

1953 年，美国生物学家沃森和英国生物学家克里克共同发现了脱氧核糖核酸（DNA）的双螺旋结构，让人们清楚地了解到遗传信息，开启了分子生物学时代。

1968 年，哈佛医学院提出"脑死亡"概念，症状通常包括不可逆的深度昏迷、无自主呼吸、脑干反射全部消失和脑电波消失。

"脑死亡"概念的提出

---

1. 内容为：准许我进入医业时，我郑重地保证自己要奉献一切为人类服务。我将要给我的师长应有的崇敬与感激；我将要凭我的良心和尊严从事医业；病人的健康应为我的首要的顾念；我将要尊重所寄托给我的秘密；我将要尽我的力量维护医业的荣誉和高尚的传统；我的同业应视为我的手足；我将不容许有任何宗教、国籍、种族、政见和地位的考虑，介于我的职责和病人间；我将要尽可能地维护人的生命，自从受胎之日起；即使在威胁之下，我将不运用我的医学知识去违反人道。我郑重地，自主地并且以我的人格宣誓以上的约定。（此后宣言在 1968 年、1983 年、1994 年、2005 年、2006 年进行了五次修订，此处所列为最初版本。）

生命伦理学原则的提出

1971 年，美国生物学家波特在《生命伦理学：通向未来的桥梁》一书中首次使用了生命伦理学一词，并将其定义为改善生命质量、争取生存的科学。之后美国生命伦理学家比彻姆在《生物医学伦理学原则》一书中提出了生命伦理学的四项基本原则：自主性原则、不伤害原则、行善原则、公正原则。这四项原则促使人们对人道主义、医学实验、器官移植等问题展开了讨论，推进了医学伦理学工作的开展。

1973 年，美国医院联合会发布了《病人权利法案》，其中提到：病人有权接受妥善而有尊严的治疗；有权要求自己或亲友获取有关自己的诊断、治疗方式及预后的信息，也有权知道为自己医疗的人员名字；有权在任何医疗开始前，了解并决定是否签同意书等内容。该法案为全世界医生的临床诊治工作提供了指引。

《病人权利法案》的诞生

医学模式的变化

1977 年，美国罗彻斯特大学医学院精神病学和内科学教授恩格尔提出，应该从生物医学向"生物－心理－社会医学"的模式转变。这被誉为医疗卫生保健的第二次革命。

我能做医生吗

国内

1835 年，普爱医院[1]（现为中山大学孙逸仙纪念医院）在广州创立，成为中国西医学和西医教育的发源地。

第一家西医医院

1910 年，满洲里首次出现鼠疫，在不到两个月的时间里，蔓延至长春、沈阳、哈尔滨等地。伍连德医生用不到四个月的时间，彻底平息了这次鼠疫的大流行，并实现零死亡报告。这次大规模传染病的控制工作，对中国的公共卫生和预防医学的创立，具有重要的意义。1935 年，伍连德获得诺贝尔生理学或医学奖的提名，成为华人世界首位诺贝尔奖候选人。

第一次控制大规模传染病

1912 年，中华民国成立，并于当年 10 月 26 日正式开办国立北京医学专门学校。这是中国第一所医学院，它以研究高深学术、培养医学专门人才为宗旨，后更名为北京医科大学，并在 2000 年与北京大学正式合并，更名为北京大学医学部。

第一所医学院

---

1. 也译作"博爱医院"，1865 年建新院舍后，易名为博济医院。

238

中华医学会成立

1915 年，中华医学会成立，通过组织学术会议、出版高质量的学术期刊、开展科普活动、发展网络媒体和开辟医生论坛等形式，传播并普及医学科学知识；通过组织医学科学技术评审和重大临床专项等工作，促进医学科学技术进步和成果转化；通过学术培训、远程授课等开展继续医学教育；通过组织双边互访和学术论坛开展国际合作项目，促进国际多边或双边医学交流。

1950 年，新中国召开了第一届全国卫生工作会议，在会议上确定了"面向工农兵、预防为主、团结中西医"三大工作原则。之后，我国逐渐建立了县、乡、村三级医疗服务网络，组建巡回医疗队，并在 1976 年把我国人均预期寿命从不足 35 岁提高到了 65 岁。

第一届全国卫生工作会议

中华医学会医学伦理学会成立

1988 年，中华医学会医学伦理学会成立，发表了《中华医学会医学伦理学会宣言》，提出了坚持卫生改革的道德原则：医患利益统一、患者利益居先；医疗数量质量统一，医疗质量居先；社会效益经济效益统一、社会效益居先；义利统一，信誉声誉居先。

1998 年，第九届全国人民代表大会修订通过《中华人民共和国执业医师法》。该法规自 1999 年 5 月 1 日施行，为保障医师合法权益，规范医师执业行为，加强医师队伍建设，保护人民健康，实施健康中国战略提供了有效的法律保障。

首部执业医师法

2002 年，国务院第 55 次常务会议通过《医疗事故处理条例》。该条例自 2002 年 9 月 1 日起施行，其中确定了患者的病历复印权、观察尸检权、诉讼权、索赔权、根据病情免除一定社会义务和责任等权利，为医疗事故的鉴定、处理、索赔等提出了一系列法律依据。

《医疗事故处理条例》

2014 年，原国家卫生计生委等 7 部门联合印发了《关于建立住院医师规范化培训制度的指导意见》，要求全国医院全面开展住院医师规范化培训。

住院医师规范化培训

2016 年，中共中央、国务院印发了《"健康中国 2030"规划纲要》。这是医疗健康建设的行动纲领，为进一步推动"共建共享、全民健康"的健康中国战略主题规划了蓝图。

健康中国行动纲领

行业黑话

（一）病房工作相关

仰卧起坐：如果有医生和你说，昨天晚上值班一直在做仰卧起坐，你可能以为他昨天不太忙，还有时间运动。但实际上，他的意思是昨晚非常忙碌，基本上刚睡一会儿，就被叫起来救治患者。医生们把这种情况称为"仰卧起坐"。

平安夜：如果你听到医生说"昨天过了个平安夜"，他的意思是，昨天晚上值班时一夜太平，没有发生什么紧急情况。

"80后""90后"：如果在医院里听到医生说"最近'80后''90后'的患者有点多"，你可别误以为是疾病年轻化了。医生口中的"80后""90后"患者，指的是80岁、90岁左右的患者。

下管子：如果你的上级医生和你说"一会儿去下管子"，你可不要误听为"下馆子"，认为他是要请你吃饭，他的意思其实是，一会儿要带你去给患者插尿管或胃管。

冶游史：很多刚进入临床工作的医生，对于如何礼貌地问出患者有没有"冶游史"都感到很为难。冶游史的意思是，患者有没有和配偶之外的人发生过性关系，或者有没有高危性行为，比如嫖娼，以及有没有淋病、尿道炎等性病史。

手机：如果医生让你把"手机"递给他，那你一定要确认，他要的是能打电话的手机，还是一种用来清洁牙石或处理其他口腔问题的器械。这种器械全名叫"高速涡轮手机"，医生们习惯把它简称为"手机"。

腹泻：如果听到护士说一位医生老"腹泻"，你不要以为那位医生总拉肚子。护士是在说那位医生工作做得很慢，磨磨蹭蹭的。

蒸馒头：如果医生说今天"蒸馒头"了，你可别以为他今天下厨做饭了。他的意思其实是，患者输液时跑针了，手上鼓起来一个包。

继观：你在医嘱上经常会看到这个词，意思是患者的病情需要继续观察。

（二）疾病 / 药品相关

Ig：如果医生和你说，我们看看 Ig 吧，他要和你一起看的不是电竞俱乐部（简称 iG）的比赛，而是患者的免疫球蛋白指数。

MAC：如果一位女医生和你说，我们看看 MAC 吧，她不是在给你推荐 MAC 这个化妆品品牌，而是要和你一起看看患者的最低肺泡有效浓度。它是评价麻醉药强度的主要指标，一般情况下，MAC 浓度越小，麻醉效果越强。

传单：当你听到医生说有传单时，不是指有人要发传单给他，而是患者患有传染性单核细胞增多症。这是一种急性传染病，由神经系统引起，患者发病时会出现高热、畏寒、痉挛、抽搐等症状，严重时还会引发脑膜炎、心肌炎、偏瘫等比较严重的症状，需要及时救治。

HP：看到"HP"，你可能会直观地想到电脑品牌惠普，但在医学上，它指的是幽门螺旋杆菌。这种细菌会引起胃炎、消化道溃疡等疾病。

双抗：一种治疗措施，是指应用两种药物联合抗血小板治疗。

牛奶（小奶牛）：如果医生让你给患者推点"牛奶"，或者对护士说准备"小奶牛",你可不要以为真的是让患者喝牛奶。医生的意思是要给患者注射一种叫丙泊酚的短效静脉麻醉药。丙泊酚呈乳白色,非常像牛奶,所以医生给它取了"牛奶(小奶牛)"的绰号。

(三)手术相关

备皮:术前对患者进行手术区域的清洁工作,以降低手术切口患者的感染率。

除草:术前对患者的手术区域进行脱毛。但并非所有的手术都需要进行脱毛,要视具体情况而定。

刷手:医生在上手术台前进行的手部消毒程序。顺序依次是双手的手指指尖、指甲边缘、指甲沟、手指间隙、手掌、手背和手腕。

看电影:如果你问医生:"下午您干什么去?"他回答你:"去看电影。"这可不是说他要去电影院看大片,而是指他要去做腹腔镜手术,因为腹腔镜手术是一边看着屏幕上的画面一边进行操作的。

二进宫:如果医生说"今天的患者是二进宫",他的意思是,原本患者的治疗方案中只有一次手术,但由于患者身体原因，不得不进行超出治疗计划的第二次手术。

阳间：如果你问护士，×× 医生在哪儿呢？对方回答："他在阳间。"你可别想多了，护士的意思其实是，医生正在专门给患有传染疾病的患者准备的手术间里做手术。

术野：手术时，医生会用无菌手术巾把手术涉及不到的患者身体部位遮盖起来，只留出需要进行手术的区域。在切开皮肤之前，这片暴露的区域就是术野。随着皮肤被切开，术野也随之深入、改变。

拉钩：新手医生最常干的活之一。它是指主刀医生把手术区域的皮肤、肌肉切开后，你用拉钩器把两侧的肌肉拉开，让主刀医生有充分的术野。

拿：当你听到医生说"拿子宫""拿 × 厘米肠子"时，其实他的意思是要摘除患者子宫，或切除患者的一部分肠子。

采摘：一名医生拿着保温箱，急匆匆地准备出去。你问他去做什么，他回答说："去采摘。"你可能直接想到的是采摘园。但实际上，他是准备去摘取用以移植的器官。

盘丝洞：手术结束，医生随口说了句："今天遇到了一个盘丝洞。"你估计会一头雾水。其实他想告诉你的是，他在做手术时，发现患者腹腔内的器官和腹壁发生了粘连。

下台：指医生做完手术，下手术台了。

通气：手术后，你可能经常听到医生问护士："患者通气了吗？"其实他们是在讨论患者做完手术后有没有顺利放屁。放屁意味着患者肠道的蠕动功能恢复正常，可以进食了。

推荐资料

（一）书籍

医学史 / 人文

· 张大庆：《医学史十五讲》，北京大学出版社 2007 年版。

推荐理由：不仅涵盖西方医学史，还论及阿拉伯医学、中国中古时期医学等内容，让你能了解医学史上的关键性历史事件和人物，了解它们对医学发展的意义，从中汲取失败和成功的经验。

· 〔英〕罗伊·波特主编：《剑桥医学史》，张大庆等译，译林出版社 2022 年版。

推荐理由：这本书以"向历史提问"的方式，探讨医学发展过程中产生的矛盾和一系列挑战，探寻医学的本质和价值，召唤医学的人文关怀。

· 〔美〕大卫·施耐德：《外科的诞生》，张宁译，中信出版集团 2021 年版。

推荐理由：相较于单纯从历史角度看医学发展的书，这是一本离你很近的医学史。因为作者本身是一名外科医生，他以自己在工作中所遇到的挑战和医患之间发生的故事作为叙述的切入口，让人深刻地体会到历史如何演变为现代医学的日常。

· 〔意〕乔治·博尔丁、劳拉·波罗·迪安布罗西：《艺术中的医学》，邵池译，中国协和医科大学出版社 2019 年版。

推荐理由：用艺术图册的方式，呈现疾病、医生、护理、药物、预防医学等 68 个医学主题，让你不仅看清楚医学发展的脉络，更能感受到背后的人类精神情感。

· 王岳主编：《电影叙事中的医学人文》，中译出版社 2020 年版。

推荐理由：这本书通过对 18 部与医学相关的经典电影的赏析，来解析什么是尊重生命、人生的意义是什么、患者的差异化需求等深刻问题。

职业成长

· 曾昭著：《漫漫从医路：知名专家从医 60 年经验、感悟与思考》，人民卫生出版社 2008 年版。

推荐理由：这是一本行业前辈与你促膝长谈的职业路标

书，它会告诉你做医生是一条怎么样的路，这条路应该怎么走。非常适合你在入行前或者初入行阶段阅读。

· 〔美〕艾伦·罗思曼：《白袍：一位哈佛医学生的历练》，浦溶译，印刷工业出版社 2011 年版。

推荐理由：这是一名哈佛医学生的临床见习实录。她通过自己的经历告诉你，初入医院的你并不孤独，你可以和她一同经历成长。

· 〔美〕迈克尔·柯林斯：《梅奥住院医生成长手记》，裴云译，浙江人民出版社 2016 年版。

推荐理由：这本书会告诉你，成为医生的路上或许会经历糟糕的事，但这一切都值得。

· 〔美〕陈葆琳：《最后的期末考：女外科医师的九堂生死课》，林义馨译，中信出版社 2010 年版。

推荐理由：一本教会你思考和面对死亡的书。

· 孙晓飞：《用心：神经外科医生沉思录》，商务印书馆 2019 年版。

推荐理由：一本让你知道从医意味着什么的书。

· 中国医学论坛报社：《死亡如此多情：百位临床医生口

述的临终事件》，中信出版社 2013 年版。

推荐理由：如果你希望成为一位有良知、有道德的医生，一定不能错过这本书。

·〔美〕阿图·葛文德：《医生的精进：从仁心仁术到追求卓越》，李璐译，浙江人民出版社 2015 年版。

推荐理由：阿图医生被多位医疗行业前辈视为青年医生学习的典范。在这本书中，你会看到一名优秀医生和一名卓越医生之间真正的差距。

·〔英〕斯蒂芬·韦斯塔比：《打开一颗心：一位心外科医生手术台前的生死故事》，高天羽译，广西师范大学出版社2022 年版。

推荐理由：一位顶级心外科医生的优秀案例和从业心得。

医患沟通

·爱玛胡：《病人看病　医生看人》，当代中国出版社2016 年版。

推荐理由：一名在公立医院每天超负荷工作的医生，要如何和患者建立起良好的医患关系？作者爱玛胡告诉你答案。

·李惠君、郭媛主编:《医患沟通技能训练》,人民卫生出版社 2015 年版。

推荐理由:一本训练你如何和不同患者打交道的书。

·陈世耀、马昕主编:《医患沟通临床实践》,复旦大学出版社 2020 年版。

推荐理由:一本告诉你如何和患者进行临床沟通的书。

工作精进

·〔美〕卡伦:《叙事医学:尊重疾病的故事》,郭莉萍译,北京大学医学出版社 2015 年版。

推荐理由:这本书能帮助你了解叙事医学的起源,以及如何借鉴叙事医学,精进自己的临床工作。

· Melissa, Gary & Sanjay, *Evidence-based to Value-based Medicine*, Amer Medical Assn, 2005.

推荐理由:一本可以被用作医生工作准则参考的书,它能告诉你如何在医疗工作中使用价值医学。

·〔美〕克雷格·克拉伯等主编:《零伤害:医疗领域患者安全与职业安全提升之道》,肖明朝主译,科学技术文献出版社 2020 年版。

推荐理由:通过借鉴航空、海军等高危行业的经验,给医疗行业如何实现"零伤害"提供了非常有价值的参考。

·〔挪〕朱莉·约翰逊等著,《患者安全案例研究:构建患者安全核心能力》,肖明朝主译,光明日报出版社 2017 年版。

推荐理由:为了避免医疗错误的发生,请你读一读这本书。

·〔美〕利奥纳多·L.贝瑞、肯特·D.赛尔曼:《向世界最好的医院学管理》,张国萍译,机械工业出版社 2009 年版。

推荐理由:为什么梅奥医学中心是医学界难以复制的最优秀的医院?这本书会告诉你答案。

视野拓展

·〔英〕乔·马钱特:《自愈力的真相》,胡大一译,浙江人民出版社 2019 年版。

推荐理由:这本书详细论述了当前世界医学领域关于自

愈力的十大前沿研究成果。遇到临床问题时，你或许能从中找到治疗新方向和新策略。

· 〔美〕丹尼尔·利伯曼：《人体的故事：进化、健康与疾病》，蔡晓峰译，浙江人民出版社 2017 年版。

推荐理由：读完这本书，你不仅能收获疾病与时代变化的知识，还能得到如何在临床工作中指导慢性疾病患者的启发。

· 〔美〕埃里克·托普：《颠覆医疗：大数据时代的个人健康革命》，张南等译，电子工业出版社 2014 年版。

推荐理由：通过这本书，看到未来医疗的全景图。

· 〔美〕埃里克·托普：《未来医疗：智能时代的个体医疗革命》，郑杰译，浙江人民出版社 2016 年版。

推荐理由：让你了解医疗变革的精髓。

（二）网站

美国国家医学图书馆官网

推荐理由：张凯老师说，当医生读文献那么多年，几乎只看这一个网站。

（三）公众号 /App

丁香园

推荐理由：除了提供专业知识和最新科研进展，还有招聘求职信息和行业政策分析等内容，几乎是医生和医学生必备。

胸科之窗

推荐理由：一个由呼吸内科、影像科等多学科合作的平台，专家队伍大，资料丰富。

协和八

推荐理由：由协和医学院八年制的学生创立，除了严肃正经地分享医学、行业知识，真诚地分享小医生们的故事外，还会发布业内人的交友信息、医学生的生活日常等。

SCI 天天读

推荐理由：每天推送一篇最新的 SCI 文章。

好医生 App

推荐理由：拥有丰富的专业学习资料。

（四）论坛

丁香园

推荐理由：科室板块齐全，另有求职、考研、规培等交流板块。在这里，你有机会遇到和你一样努力精进的人。

后记

这不是一套传统意义上的图书，而是一次尝试联合读者、行业高手、审读团一起共创的出版实验。在这套书的策划出版过程中，我们得到了来自四面八方的支持和帮助，在此特别感谢。

感谢接受"前途丛书"前期调研的读者朋友：安好、陈卓卓、崔朝霞、崔红宇、段欣念、雷刚、李嘉琛、李跃丽、李正雷、刘冰、陆晓梅、马磊、欧阳、谭江波、田礼君、王磊、吴伊澜、席树芹、肖岩、杨柳、杨宁、臧正、张丽娜、朱建锋等。谢谢你们对"前途丛书"的建议，让我们能研发出更满足读者需求的产品。

感谢为《我能做医生吗》这本书提供帮助的朋友：谢谢薄世宁为这本书初期大纲的搭建提供建议和支持，并引荐合适的受访者，让书籍有了专业、扎实的基础；谢谢史文鹏、孙彦鹏不遗余力地引荐合适的受访者，让这本书有机会邀请到来自医学界各个领域的高手。

感谢"前途丛书"的审读人：Tian、安夜、柏子仁、陈大锋、陈嘉旭、陈硕、程海洋、程钰舒、咚咚锵、樊强、郭卜兑、郭东奇、韩杨、何祥庆、侯颖、黄茂库、江彪、旷淇元、冷雪峰、李东衡、连瑞龙、刘昆、慕容喆、乔奇、石云升、宋耀杰、田礼君、汪清、徐杨、徐子陵、严童鞋、严雨、杨健、杨连培、尹博、于婷婷、于哲、张仕杰、郑善魁、朱哲明等。由于审读人多达上千位，篇幅所限，不能一一列举，在此致以最诚挚的谢意。谢谢你们认真审读和用心反馈，帮助我们完善了书里的点滴细节，让这套书以更好的姿态展现给广大读者。

感谢得到公司的同事：罗振宇、脱不花、宣明栋、罗小洁、张忱、陆晶靖、冯启娜。谢谢你们在关键时刻提供方向性指引。

感谢接受本书采访的五位行业高手：胡大一、何方方、张凯、马长生、顾晋。谢谢你们抽出宝贵的时间真诚分享，把自己多年来积累的经验倾囊相授，为这个行业未来的年轻人提供帮助。

最后感谢你，一直读到了这里。

有的人只是做着一份工作，有的人却找到了一生所爱的事业。祝愿读过这套书的你，能成为那个找到事业的人。

这套书是一个不断生长的知识工程，如果你有关于这套书的问题，或者你有其他希望了解的职业，欢迎你提出宝

贵建议。欢迎通过邮箱（contribution@luojilab.com）与我们
联系。

"前途丛书"编著团队

图书在版编目（CIP）数据

我能做医生吗／廖偌熙编著；胡大一等口述
.－－北京：新星出版社，2023.4
ISBN 978-7-5133-4968-0

Ⅰ.①我…　Ⅱ.①廖…　②胡…　Ⅲ.①医生－普及读
物　Ⅳ.① R192.3-49

中国版本图书馆 CIP 数据核字 (2022) 第 121210 号

我能做医生吗

廖偌熙　编著
胡大一　何方方　张　凯　马长生　顾　晋　口述

责任编辑：白华召
总 策 划：白丽丽
策划编辑：张慧哲　丁丛丛
营销编辑：陈宵晗　chenxiaohan@luojilab.com
装帧设计：李一航
责任印制：李珊珊

出版发行：新星出版社
出 版 人：马汝军
社　　址：北京市西城区车公庄大街丙 3 号楼　100044
网　　址：www.newstarpress.com
电　　话：010-88310888
传　　真：010-65270449
法律顾问：北京市岳成律师事务所

读者服务：400-0526000　service@luojilab.com
邮购地址：北京市朝阳区温特莱中心 A 座 5 层　100025

印　　刷：北京奇良海德印刷股份有限公司
开　　本：787mm×1092mm　1/32
印　　张：8.75
字　　数：175 千字
版　　次：2023 年 4 月第一版　2023 年 4 月第一次印刷
书　　号：ISBN 978-7-5133-4968-0
定　　价：49.00 元